ÉTUDE CRITIQUE ET EXPÉRIMENTALE

SUR

LA NÉPHRORRAPHIE

PAR

Le D' Paul-Albert DELAGENIÈRE

Ancien interne des hôpitaux
Aide d'anatomie

PARIS

G. STEINHEIL, ÉDITEUR

2, RUE CASIMIR-DELAVIGNE, 2

1892

SUR LA NÉPHRORRAPHIE

IMPRIMERIE LEMALE ET Cie, HAVRE

ÉTUDE CRITIQUE ET EXPÉRIMENTALE

sur

LA NÉPHRORRAPHIE

PAR

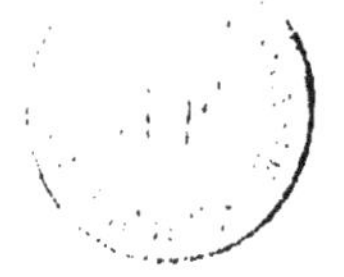

Le Dr Paul-Albert DELAGENIÈRE

Ancien interne des hôpitaux
Aide d'anatomie

PARIS

G. STEINHEIL, ÉDITEUR

2, RUE CASIMIR-DELAVIGNE, 2

1892

SUR LA NÉPHRORRAPHIE

HISTORIQUE

Jusque dans ces derniers temps, l'ectopie rénale avait été considérée par les chirurgiens comme une affection incurable et l'on ne songeait guère à la traiter autrement que par des bandages plus ou moins imparfaits ou par le repos.

Lorsque l'affection déterminait des douleurs par trop intenses, quelques chirurgiens hardis vinrent à proposer l'ablation de l'organe déplacé. La néphrectomie, malgré sa gravité, devint l'opération de réserve que l'on appliquait dans les cas désespérés, alors que les douleurs ou les troubles déterminés par le rein flottant avaient une intensité incompatible avec l'existence.

Ce n'est qu'en 1881, que Hahn (de Berlin) eut l'idée de remettre dans sa loge le rein qui en était sorti. Attribuant tous les troubles observés au seul fait du déplacement de l'organe, il crut remédier à tout en fixant le rein dans la position qu'il doit occuper normalement. C'est le 10, puis le 14 avril 1881 qu'une première et timide tentative fut faite dans ce sens. Mais craignant de déterminer une hémorrhagie qu'il croyait impossible d'arrêter, Hahn se contenta de passer les fils suspenseurs dans la capsule adipeuse qu'il sutura, sans oser même l'ouvrir. Ses deux premiers cas récidivèrent ; mais dès la même année, 22 septembre 1881, il opéra de nouveau une de ses deux premières malades et prit un point d'appui plus solide, en faisant passer ses fils sous la capsule propre. Grâce à cette modification importante, il obtint plusieurs succès dans une série de cinq opérations : la néphrorraphie était créée.

Dès 1882, Delhacs, puis Bassini, intéressent la substance propre du rein en faisant passer leurs fils suspenseurs dans la partie la plus superficielle de la couche corticale ; mais ce fut Küster, en janvier 1883, puis Swennson qui, les premiers, traversèrent franchement le tissu rénal. C'est dans ce sens que fut modifié le manuel opératoire de la néphrorraphie par la généralité des chirurgiens. Mais les insuccès du début et un décès (cas de Ceccherolli) empêchèrent la néphrorraphie de devenir une opération courante. Jusqu'en 1884, on ne voit que quelques cas isolés de Weir, Lauenstein, Küster, etc. Ce ne fut qu'en 1887, que, grâce à la méthode de Delhacs et Küster, les succès devinrent plus nombreux en même temps que les opérations se multiplièrent. Newmann, Braun, Morris à l'étranger, le professeur Guyon accentuèrent encore la façon d'opérer de Küster en traversant de part en part la glande urinaire par les fils suspenseurs enfoncés à une grande profondeur. Depuis, quelques légères modifications furent introduites, telles que l'avivement simple et la déchirure de la capsule propre ou bien la dissection d'un lambeau de cette capsule (Lloyd, Tuffier).

En dehors des innombrables communications faites dans ces trois dernières années, citons les importants travaux de

Vanneufville et Le Cuziat en France, une revue complète de Sulzer, assistant du professeur Courvoisier à l'étranger.

Les modifications successives que nous avons signalées dans le procédé opératoire sont liées en grande partie aux recherches plus complètes entreprises au sujet de la pathogénie de l'ectopie rénale. On rattache le déplacement du rein à des modifications dans les rapports anatomiques de la glande avec les organes environnants. On fit de nombreuses études sur les moyens de fixité du rein. Citons les remarquables travaux de Zuckerkandl (1883) sur l'appareil fixateur des reins, ainsi que les recherches de Tuffier sur la capsule adipeuse de cet organe.

Dans ce travail, nous allons étudier d'abord les moyens de fixité du rein, afin d'en tirer, si possible, des déductions utiles pour expliquer dans certains cas la manière dont se font les déplacements et surtout les causes qui les préparent.

Nous aborderons ensuite une série d'études expérimentales faites les unes sur les cadavres, les autres sur des animaux et au moyen desquelles, nous avons contrôlé les différents procédés opératoires employés par les chirurgiens.

Enfin, dans une dernière partie, nous examinerons la partie purement chirurgicale et pratique de notre sujet et nous y rattacherons la question si importante des résultats éloignés et des récidives précoces ou tardives, dont nous cherchons pour quelques-unes au moins, l'explication dans les résultats que nous auront fournis nos expériences.

MOYENS DE FIXITÉ DES REINS

Les reins, chez l'homme, sont placés sur la paroi postérieure de l'abdomen, en avant de la masse musculaire qui ferme en arrière cette cavité, en arrière et au-dessous des organes de l'appareil digestif qui la remplissent. En raison de leur propre pesanteur, ils seraient sollicités à descendre vers l'excavation pelvienne s'ils ne trouvaient un point d'appui suffisant à l'état normal dans une enveloppe propre désignée en France sous le nom de capsule graisseuse ou adipeuse renforcée en avant par la grande séreuse péritonéale. Cette graisse d'une part, le péritoine de l'autre, forment les seuls moyens de fixité du rein, et nous ne ferons que signaler en terminant, les ligaments que l'on observe à droite et qui, formés au reste par des replis péritonéaux insignifiants, relient le rein au foie et à l'origine de l'intestin grêle.

Avant de rappeler ici la description devenue classique en France du professeur Sappey, nous allons passer rapidement en revue celle de différents auteurs allemands sur l'appareil de fixation des reins. Nous utiliserons dans toute cette partie de notre travail les recherches faites par Zuckerkandl (1) et que nous avons contrôlées et vérifiées surtout chez l'enfant.

Pour Luschka, le péritoine arrive doublé de son tissu sous-péritonéal au niveau du bord externe du rein. En ce point, il se sépare de ce tissu conjonctif pour tapisser la face antérieure du rein. En même temps, le tissu sous-séreux passe derrière

(1) ZUCKERKANDL. In *Wien, med. Jahrb.*, 1883.

la glande urinaire en se transformant en une lamelle fibreuse.
D'après cet auteur, il n'y aurait donc de graisse qu'en arrière
du rein et les rapports avec le péritoine en avant seraient immédiats. Cette manière de voir a quelque apparence de réalité
chez l'enfant où il n'existe pas à proprement parler de graisse
périrénale, de même que chez les individus très amaigris. Mais
en général, chez l'adulte, on voit toujours un panniculo adipeux, moins développé qu'à la face postérieure du rein il est
vrai, mais dont l'existence est indiscutable. Enfin, chez l'enfant, si l'on incise le péritoine et qu'on le soulève avec précaution, pour l'écarter de la face antérieure du rein, on voit
apparaître quelques brides fragiles, d'apparence lamelleuse et
formées de tissu cellulaire comme le décèle au reste l'examen
microscopique.

D'après Henle, le rein est immédiatement entouré par une
capsule lâche, plus ou moins épaissie par du tissu cellulo-
graisseux. Cette seconde capsule est reliée à la capsule propre par de nombreuses fibres minces et fragiles et dont la
rupture facile, permet d'isoler l'une de l'autre les deux capsules. Il semble ressortir de cette description, que pour Henle,
la capsule adipeuse du rein ait une existence indépendante et
cet auteur n'indique pas qu'il puisse exister de relations entre
elle et le tissu cellulaire sous-péritonéal.

Simon (Chirurgie du rein) en énumérant les différentes
couches que l'on traverse dans la néphrotomie, dit qu'après
la section verticale du carré lombaire on met à nu la couche
fibreuse résistante du péritoine située immédiatement en
avant du muscle qu'elle sépare du rein. Il semble donc adopter la façon de voir d'Arnold pour lequel le rein serait compris
dans un dédoublement du péritoine dont le feuillet fibreux
passerait derrière lui, tandis que la face antérieure de la glande
ne serait recouverte que par le feuillet séreux. Mais, comme le

fait remarquer Zuckerkandl (*loc. cit.*), le rein se développe en dehors du péritoine ; par suite, il est impossible de trouver en arrière de lui cette séreuse ; de plus, on ne saurait envisager le péritoine comme formé de deux feuillets fibreux et séreux distincts l'un de l'autre.

Langenbeck place le rein entre deux lamelles celluleuses dont la postérieure est simplement formée par le tissu cellulaire qui double la paroi postérieure de l'abdomen.

Sappey décrit de la façon suivante la capsule adipeuse de Haller.

« Cette capsule comprend deux éléments bien distincts : un élément cellulo-fibreux et un élément adipeux.

« L'élément cellulo-fibreux est une dépendance de la lame fibreuse qui revêt sur quelques points le péritoine et qui porte le nom de fascia propria.

« Parvenue au niveau du rein, cette lame se dédouble : l'un de ses feuillets passe transversalement au-devant de l'organe, comme le péritoine qu'il accompagne et auquel il adhère par un tissu cellulaire fin, dépourvu de graisse ; l'autre s'engage sous la face profonde du viscère, puis sous les vaisseaux qui s'y rendent ou qui en partent, et se confond bientôt avec le précédent.

« Supérieurement, ces deux feuillets s'unissent au-dessus du rein qu'ils séparent de la capsule surrénale ; inférieurement, ils se prolongent jusqu'au détroit supérieur du bassin, en s'amincissant de plus en plus. »

Pour cet auteur, l'élément adipeux manque chez l'enfant et existe chez l'adulte en quantité variable.

Zuckerkandl admet l'exactitude absolue de cette description ; mais il la trouve incomplète. Pour cet auteur, les moyens de fixité varient pour chaque rein, et il importe de les étudier de chaque côté.

Rein droit. — Tout d'abord, Zuckerkandl envisage les rapports du rein avec le côlon ascendant. Pour lui, si cet intestin n'est pas distendu par les gaz, on peut aisément, sans le déplacer, voir les parties supérieure et même moyenne du rein. Ces deux organes ne se recouvrent donc pas complètement. Souvent le côlon n'adhère qu'au pôle inférieur du rein ; parfois même, la face antérieure de cet organe est entièrement libre, et le côlon empiète sur son bord interne. Ces deux organes ne s'unissent donc que dans des limites assez étroites. La portion de la face antérieure qui n'est pas en rapport avec le côlon est recouverte par le péritoine pariétal qui, venu des parties latérales de l'abdomen, va rejoindre le côlon ascendant. Sous ce péritoine est une couche cellulaire pouvant s'infiltrer de graisse. Si on soulève le rein, après avoir enlevé cette couche cellulo-adipeuse, on aperçoit derrière lui une membrane conjonctive de volume et de consistance variables, qui, sur les limites du rein, vient se confondre avec le péritoine. C'est cette lamelle qui a été prise par Arnold pour le feuillet fibreux du péritoine, et que Sappey et Henle considèrent comme la lame postérieure de la capsule adipeuse, elle est désignée par Zuckerkandl sous le nom de *fascia rétro-rénal.* Là où la description de cet auteur diffère des autres, c'est qu'il considère ce fascia comme indépendant, de sorte qu'en résumé, le rein droit aurait trois enveloppes distinctes et concentriques qui sont en allant de la profondeur à la surface :

1) La capsule propre ;

2) La capsule graisseuse de Haller ;

3) Un sac formé en avant par le péritoine pariétal et en arrière par le fascia rétro-rénal.

Ce fascia est regardé par Zuckerkandl et Toldt (de Prague), comme formé par du tissu cellulaire condensé de façon à constituer une membrane distincte séparant la lame postérieure de la capsule de Haller du tissu graisseux qui descend devant le psoas-iliaque vers le bassin.

Rein gauche. — Les rapports de la face antérieure de ce rein, sont absolument différents et par suite, la fixité du rein de ce côté est modifiée.

Tout d'abord le côlon descendant ne se met pas en rapport avec cette face, mais longe le bord externe du rein. Devant la glande s'étale le péritoine étendu du rachis au côlon descendant. Ce feuillet séreux par lequel passent les vaisseaux pour arriver à l'intestin forme le *mésocôlon descendant.* Ce mésocôlon a, pour Zuckerkandl et Toldt, une grande importance. En effet, chez l'embryon, l'intestin occupe un méso indépendant. Plus tard, d'après Toldt (1), ce méso avec l'intestin qu'il contient, va se souder en différents points avec le péritoine pariétal, notamment au niveau du duodénum et des côlons ascendant et descendant. Par suite, avant cette soudure du côlon et de son méso avec la séreuse, la région qui sera recouverte plus tard par ces organes, était tapissée par le péritoine pariétal. Une fois que le travail de soudure est terminé, le péritoine se confond avec le méso et perd les caractères d'une séreuse. Dès lors, dans la région des côlons ascendant et descendant, la paroi abdominale postérieure est recouverte par une séreuse qui, topographiquement, appartient au péritoine pariétal, mais en réalité tire son origine d'un méso d'abord indépendant.

D'autre part, le côlon ascendant à droite n'a que rarement un méso (une fois sur 6 pour Lesshaft). Enfin ce méso quand il existe est très court, et au niveau du rein, on peut facilement en écarter les feuillets unis seulement entre eux par du tissu cellulaire lâche.

(1) TOLDT. *Bau und Wachsthumreraenderungen der Gekröse des menschlichen Darmkanales.*

A gauche, à moins de soudure incomplète entre le méso primitif du côlon et le péritoine pariétal, le côlon descendant est à peu près fixé. Si on incise ce méso et qu'on enlève le côlon, on voit apparaître une membrane conjonctive de consistance plus ou moins grande et intimement liée au mésocôlon. Cette membrane quitte plus haut le rein, et va se porter derrière le pancréas sur les vaisseaux situés devant le rachis. Tout autour du rein, cette membrane se confond avec le fascia rétro-rénal qui tapisse la face postérieure de cet organe, de sorte qu'elle constitue avec lui une capsule complète renfermant le rein doublé de sa graisse périrénale. Telle est la disposition que l'on observe sur toute la portion de la face antérieure du rein gauche recouverte par le mésocôlon. Quelquefois cependant en haut et près du bord externe, la face antérieure du rein est à nu et recouverte alors directement par le péritoine pariétal. Dans ce cas, le côlon descendant répond non pas au bord externe du rein, mais empiète sur sa face antérieure.

Cette membrane qui renforce le mésocôlon descendant au niveau de la face antérieure du rein est constituée par le péritoine pariétal qui existait primitivement dans cette région, mais qui s'est transformé en une membrane conjonctive quand le côlon descendant avec son méso primitif est venu se souder à lui.

A droite, cette membrane n'existe pas, car le rein est revêtu par le péritoine pariétal. Cependant, lorsque le mésocôlon ascendant empiète sur la face antérieure du rein droit, dans toute la zone où ces deux organes se mettent en rapport, le péritoine pariétal comme à gauche se transforme en une membrane conjonctive analogue.

En résumé, d'après Zuckerkandl, les deux reins présentent les mêmes rapports à leur face postérieure et sont recouverts par leur capsule propre, la capsule adipeuse de Haller et le fascia rétro-rénal qui ferme en arrière la loge du rein, et la sépare de la graisse qui tapisse la face antérieure du psoas.

En avant, les rapports sont différents :

A droite, on rencontre successivement la capsule propre, la lame antérieure de la capsule de Haller et le péritoine pariétal.

A gauche, outre les couches que nous venons d'énumérer, on trouve, renforçant la lame péritonéale représentée ici par le mésocôlon descendant, une lame conjonctive résistante. Cette lame se rencontre exceptionnellement à droite sur une faible portion de la face antérieure du rein, lorsque le méso-côlon ascendant se met en rapport avec une partie de la face antérieure. Le rein gauche présente donc, comme le rein droit, trois sacs concentriques ainsi constitués :

1° Capsule propre,

2° Capsule adipeuse de Haller.

3° Sac formé en arrière par le fascia rétro-rénal et en avant par le mésocolon descendant doublé de la lame décrite par Zuckerkandl et formée par le péritoine pariétal primitif transformé.

Les recherches que nous avons faites sur 7 cadavres (3 adultes et 4 enfants de 8 à 11 ans) nous ont donné les résultats suivants :

En se conformant strictement aux préceptes donnés par Zuckerkandl, on voit, en effet, apparaître, après l'incision du péritoine prérénal contre le côlon descendant, une lame distincte surtout chez l'enfant et les sujets maigres et dont on peut, en procédant avec soin, détacher le péritoine sur une certaine étendue, variant de la moitié aux deux tiers de la face antérieure du rein gauche. Plus on se rapproche de la périphérie de l'organe, plus ce décollement devient difficile. Sur un enfant de 10 ans cependant, nous avons pu faire cette séparation jusqu'aux limites extrêmes du rein. Ce n'est qu'après avoir fait une seconde incision le long de cette lame, que nous sommes arrivé à la capsule de Haller proprement dite.

Enfin, si l'incision du péritoine se fait à une certaine distance du côlon, il est à peu près impossible de ne pas sectionner en même temps la lame de Zuckerkandl et on tombe alors directement dans la graisse périrénale.

A droite, sur les mêmes sujets, en procédant avec les mêmes précautions, nous avons obtenu les résultats suivants :

Sur deux, où le côlon ascendant empiétait légèrement sur le rein, nous avons trouvé cette même membrane mais mince et disparaissant rapidement en haut dans le tissu graisseux environnant.

Sur deux autres, où le rein droit était entièrement à découvert, nous avons encore remarqué, après incision du péritoine, comme une légère condensation des lamelles celluleuses superficielles de la capsule de Haller, mais au niveau de l'extrémité inférieure du rein seulement. Même en cet endroit, nous n'avons pu isoler cette lame qui ne rappelait que de très loin au reste, la membrane sous-péritonéale observée à gauche.

Enfin, sur nos trois derniers cadavres, nous sommes tombés directement dans la couche celluleuse après incision du péritoine.

En résumé, les quelques recherches que nous avons pu faire confirment celles de Zuckerkandl. A gauche sous le péritoine, existe une membrane résistante que nous n'avons trouvée à droite que rarement ; et encore était-elle incomplètement développée. Nous ne saurions nous prononcer sur son origine réelle, mais si nous nous en rapportons, comme le fait au reste Zuckerkandl aux travaux très explicites de Toldt, il faudrait la considérer comme le péritoine pariétal primitif de cette région, transformé lors de l'incurvation de l'intestin primitif.

En terminant la partie purement anatomique de ce chapitre, nous signalerons comme moyens de fixité au reste très contestable du rein droit deux replis formés par le péritoine qui tapisse la face antérieure de cet organe. Le premier qui s'étend du rein à la face inférieure du foie porte le nom de ligament *hépato-rénal*. Son bord libre, curviligne, limite l'hiatus de Winslow en arrière. Le second, ligament *duodéno-rénal de Huschke* descend de l'extrémité supérieure du rein pour atteindre l'angle supérieur du duodénum sur le côté droit duquel il s'insère. En ce point, il vient se confondre avec un autre repli connu sous le nom de ligament cystico-duodénal qui va se terminer d'autre part sur la vésicule biliaire.

Avant d'examiner les différentes causes invoquées pour expliquer le déplacement des reins, nous voulons d'abord passer rapidement en revue l'importance des divers moyens de fixité que nous avons étudiés.

La graisse périrénale jouerait, pour M. Sappey, un rôle important dans la fixation du rein, les deux éléments qui entrent dans la formation de cette capsule graisseuse concourant à ce résultat. L'apparition de la graisse dans les aréoles de l'élément cellulaire remplit les vides qui s'y trouvent. « Il en résulte que le rein est mieux soutenu, plus adhérent, plus fixé en un mot ». Mais d'autre part, comme cette graisse est molle, elle n'immobilise pas d'une façon absolue le rein qui possède des mouvements dans le sens vertical et de dehors en dedans sous l'influence de la respiration.

Pour M. Tuffier, on ne saurait considérer cette capsule comme un moyen de fixité important. Les tractus filamenteux qu'on y observe, n'offrent aucune espèce de résistance et se laissent déchirer sans la moindre difficulté. D'après nos recherches, ces faits sont manifestes chez l'enfant. Après incision de la paroi antérieure de la loge rénale, une fois les viscères enlevés, il suffit d'une pression insignifiante, lorsque l'on a assis le cadavre, pour faire descendre le rein. Si on laisse le cadavre couché sur le dos, on peut, toujours après avoir incisé la capsule en avant, imprimer au rein des mouvements si accentués qu'on aurait pu les croire facilités, surtout dans deux cas, par l'existence d'une véritable séreuse rétro-rénale. Concluons donc, avec M. Tuffier, que, des deux éléments qui composent la capsule de Haller, l'un, représenté par la lame celluleuse, n'est d'aucune utilité pour la fixation du rein.

Quant à la graisse, comme l'admet le professeur Sappey, il est incontestable qu'elle amortit les chocs que peut supporter le rein. Molle et élastique, elle se laisse déprimer. Elle a donc un rôle protecteur incontestable, mais quant à un rôle fixateur proprement dit, elle en est dépourvue en raison de sa mollesse même.

Il n'en est pas de même, selon nous, de la capsule externe du rein, et surtout de la paroi antérieure de cette capsule.

Le rein, en effet, n'a pas une direction exactement verticale, mais il est un peu oblique en bas et en arrière. Cette obliquité, bien que souvent, peu accentuée, existe cependant et on doit en tenir compte. Grâce à elle, le rein appuiera plutôt sur la paroi antérieure de la capsule la plus externe, c'est-à-dire le feuillet péritonéal doublé à gauche de la lame de Zuckerkandl. Il est facile de voir sur le cadavre, que cette paroi surtout à gauche est résistante, et que pour la traverser il faut exercer un certain effort. Or, le rein appuie sur elle dans toute son étendue et non sur une région isolée ; dès lors, la pression exercée en un point quelconque sera à peu près insignifiante.

Cependant, si cette paroi était plane et verticale, elle empêcherait bien le rein de se déplacer en avant mais non en bas. Mais, si l'on fait une coupe verticale passant par le milieu de la face antérieure du rein, on voit que la ligne de section de

la paroi antérieure de la capsule externe décrit une courbe à
convexité antérieure, accentuée surtout, comme celle du rein,
à la partie médiane. Au-dessous de la glande, cette paroi se
porte en arrière vers le fascia rétro-rénal auquel elle s'unit
par des lamelles celluleuses offrant une certaine résistance. Il
est évident que si le poids du rein portait en totalité en ce
point, il pourrait suffire, lors de grandes inspirations ou dans
l'effort, pour écarter ces deux lames et s'échapper vers le petit
bassin. Mais à l'état de repos, le poids du rein est à peu près
amorti en ce point, grâce à l'appui que prend la glande, par
le fait de son inflexion antérieure, sur toute la lame péritonéale qui la limite en avant.

Dans l'inspiration, on a constaté, au cours de diverses opérations faites sur le rein, que la glande oscillait un peu dans
le sens vertical. Nous avons sur le cadavre dilaté artificielle-
ment la cage thoracique en insufflant de l'air par la trachée
au moyen d'un soufflet sur lequel nous avions fixé cet organe
après en avoir brisé à ce niveau les anneaux, de façon à empêcher l'air de sortir à mesure que nous l'insufflions. Grâce à
ces précautions, nous avons pu dilater le thorax et nous avons
vu alors :

1° Que le rein gauche se déplaçait moins que le droit.

2° Que des deux côtés ce déplacement se faisait non seulement dans le sens vertical, mais encore que l'extrémité supérieure basculait en avant. Ce mouvement de bascule a donc
pour conséquence certaine de faire supporter l'exagération
de pression à la partie supérieure de la paroi antérieure de
la loge capsulaire et de supprimer, ou tout au moins amortir
la pesée du rein sur l'extrémité inférieure faiblement fermée
de sa loge.

Il semble donc résulter de ce que nous venons de dire, que
l'enveloppe externe du rein joue un rôle très important, sinon

capital dans la fixation du rein. En est-il de même pour les ligaments péritonéaux que nous avons signalés au niveau du rein droit? Malgré l'importance que leur attribuent certains auteurs allemands, en particulier Huschke, nous ne le croyons pas. Ces ligaments, au reste peu importants relient le rein au foie et au duodénum, c'est-à-dire à des organes mobiles susceptibles de déplacement. Bien loin donc de retenir le rein dans sa loge, ils affaiblissent plutôt la résistance de celle-ci et sont pour elle un point d'appui dangereux.

En résumé donc, le rein nous semble maintenu dans sa situation par son enveloppe externe et surtout par la paroi antérieure de celle-ci. La capsule graisseuse n'a qu'un rôle secondaire et sert tout au plus à amortir les chocs que peut subir la glande.

Maintenant que nous avons terminé l'étude des moyens de fixité du rein et que nous nous sommes efforcé de mettre en relief le rôle qui appartient en propre à chacun d'eux, nous allons passer en revue les différentes causes auxquelles on a attribué le déplacement du rein.

Les causes que l'on a invoquées pour expliquer l'ectopie rénale sont tellement multiples que pour la clarté de l'exposition, nous les diviserons en plusieurs chapitres, au reste purement artificiels.

Dans un premier chapitre, nous étudierons les causes pouvant s'appliquer aux deux reins, et aussi bien à l'homme qu'à la femme; dans un deuxième, nous invoquerons celles seulement applicables à la femme. Enfin, dans un dernier, nous passerons en revue les conditions par lesquelles on a expliqué la plus grande fréquence de l'ectopie à droite.

a) La plupart des auteurs ont, avec Sappey, invoqué la fonte de la graisse péri-rénale comme la cause la plus réelle de l'ectopie. Il est incontestable que la disparition de la graisse peut favoriser ce déplacement en augmentant la légère mobilité physiologique de l'organe. Mais cette fonte, pour avoir une réelle importance, doit être complète et rapide. Or tout d'abord il est très difficile de contrôler cette hypothèse. Pour la rendre plausible, il faudrait admettre un amaigrissement rapide de tout l'individu dans le cours d'une maladie grave par exemple. Or le fait a été noté bien rarement dans le cas de rein flottant. Ce n'est pas le plus ou moins de graisse que l'on peut avoir au cours d'une opération sur le rein qui fera confirmer cette opinion ; car il est fréquent de voir chez l'adulte des reins flottants avec une capsule adipeuse très développée, tandis qu'à côté on trouvera des reins très fixes chez des individus pourvus seulement ou à peu près de tissu cellulaire autour de leur rein. Or la diminution de la quantité de graisse est hypothétique dans la généralité des cas. Dès lors cette hypothèse, selon nous, doit être acceptée avec la plus grande réserve.

Les maladies du rein ont été signalées dans un grand nombre d'observations de déplacement du rein. Est-ce parce qu'elles amènent la fonte de la graisse péri-rénale ? Dans deux cas d'Angerer, la capsule graisseuse offrait un développement normal. Signalons l'opinion de Landau pour lequel le rein malade se congestionne, augmente à la fois de volume et de poids et exerce par suite une pression bien plus forte sur les organes qui l'environnent. Il distend les feuillets de sa capsule, affaiblit leur résistance et parvient à s'échapper. C'est là, ce nous semble, une cause réelle d'ectopie rénale, et assez fréquentes sont les observations où le rein déplacé était calculeux. Mais cette cause ne saurait s'étendre à tous les cas, et du reste le rein déplacé a une apparence normale, la plupart du temps.

b) Depuis Rayer, tous les auteurs qui se sont occupés de la question de l'ectopie rénale ont remarqué son extrême fréquence chez la femme, comparativement à l'homme.

Pour Weisker (1), cette fréquence doit être rattachée à des conditions d'un ordre purement anatomique. La loge cellulo-graisseuse est ouverte en bas entre le carré lombaire et le psoas. Cette ouverture est plus large chez la femme en raison de la projection des hanches en dehors. En outre, la partie supérieure de la loge rénale est plus étroite par suite du moindre diamètre de la partie inférieure de la cage thoracique. La loge rénale dès lors au lieu d'avoir une forme presque régulièrement rectangulaire comme chez l'homme devient infundibuliforme. Les tractus fibreux qui unissent le rein à sa capsule graisseuse sont donc soumis à une traction plus forte de la part de l'organe. Cette disposition aurait donc une influence prédisposante très grande, et qu'il survienne une cause déterminante même peu importante, et l'on verra le rein quitter cette loge où en réalité il n'est pas soutenu.

Sans vouloir attacher une importance capitale à cette observation, il est incontestable cependant qu'elle repose sur un fait bien observé. La loge rénale est évasée en bas en effet, mais ce n'est pas là une raison suffisante pour que le rein s'en échappe. Car chez la femme aussi bien que chez l'homme le péritoine empiète sur le bord inférieur du rein, et comme son adhérence au fascia rétro-rénal est la même dans les deux sexes, ce n'est pas à cet élargissement de la loge rénale que l'on doit faire jouer un grand rôle. Le rein déplacé passera plus facilement par cet espace élargi, mais la source même de son déplacement doit être recherchée ailleurs.

Un fait bien connu en clinique et signalé par de nombreux auteurs semble indiquer que cette paroi antérieure n'est pas aussi inefficace qu'on pourrait le croire. On a remarqué, en

(1) In SULZER. *Deutsche Zeitschrift für Chirurgie*, 15 juin 1891.

effet, que si on cherche à remettre un rein ectopié en place, il s'échappe brusquement lorsqu'on est arrivé à le cacher dans l'hypochondre. C'est que vraisemblablement on a engagé son extrémité supérieure sous le bord inférieur rétréci de la loge rénale, et alors le rein glisse en haut attiré, aspiré presque par ce bord qui le projette dans la loge même plus évasée et où le tissu cellulaire facilite son glissement.

La grossesse a été également incriminée. Dans l'immense majorité des cas en effet, les femmes ayant un rein flottant, ont été plusieurs fois enceintes. C'est là une coïncidence fréquente, et l'on ne saurait en nier l'importance. Comment agit la grossesse ? Pour Landau, l'utérus gravide exerce une pression sur les organes abdominaux et le péritoine qui les recouvre. Lors de l'accouchement il se fait un vide brusque dans l'abdomen, et les organes précédemment comprimés ne sont plus soutenus alors que par un péritoine relâché et sans résistance. Sa solidité primitive est modifiée et dès lors l'appui que le rein aussi bien, que n'importe quel organe, trouvait en lui, n'existe plus. Dans nombre de cas, en effet, l'ectopie rénale coexiste avec d'autres déplacements d'organes. Chez bien des femmes, les parois abdominales flasques et sans résistance se laissant déprimer par la masse intestinale qu'elles ne soutiennent plus, et les viscères situés à la partie supérieure de l'abdomen se laissent entraîner par la chute de l'intestin. La grossesse, surtout répétée, est donc une cause très réelle de déplacement du rein dont elle affaiblit le soutien, qui est le péritoine et c'est sur un organe ébranlé déjà dans sa fixité que vont agir les autres causes.

Citons enfin pour terminer, l'usage du corset. Le corset, surtout lorsqu'il est serré, comprime la partie inférieure du thorax et le segment supérieur de l'abdomen. Il forme à cette portion du tronc une gaine inextensible et rigide et au moment d'un effort, la pression abdominale augmente et le rein risque d'être expulsé de sa loge.

c) Le rein droit se déplace bien plus fréquemment que le gauche et les raisons qu'on en a donné sont extrêmement nombreuses.

Et d'abord, en discutant sur la valeur respective des divers moyens de fixité du rein, nous avons fait ressortir l'importance de la membrane de Zuckerkandl. C'est à elle que nous avons attribué un rôle prépondérant. Si l'on se reporte aux données anatomiques que nous avons énoncées plus haut, on voit que cette membrane n'existe pas à droite dans la plupart des cas, et sur les sujets où on la trouve, elle est rudimentaire. La paroi antérieure de la capsule rénale, la plus importante, car c'est elle qui supporte en majeure partie le poids de la glande urinaire est donc ici très affaiblie et se laissera distendre plus aisément. Cette distension l'écartera de la paroi postérieure à laquelle elle adhère faiblement en bas et le rein trouvera un espace libre par lequel il pourra s'échapper.

Mais, en outre, sur ce rein mal soutenu viennent encore s'appuyer un certain nombre d'organes. Souvent au niveau de son pôle inférieur est suspendue une partie du gros intestin, le sommet du côlon ascendant. On ne trouve pas ici comme à gauche (Landau) la bride formée par le ligament pleuro-colique de Cruveilhier. D'autre part le ligament décrit par M. Tuffier et qui unit le cæcum à l'extrémité inférieure du rein droit peut exercer une certaine traction sur ce rein, bien plus forte si le cæcum est déplacé (Sulzer).

Enfin, Landau énumère diverses causes secondaires :

Le mésocôlon est moins résistant et plus long que du côté gauche.

A droite, le côlon ascendant forme avec le côlon transverse

un angle obtus, de sorte que de ce côté pèsera le poids de ces deux portions du gros intestin ; tandis qu'à gauche, les côlons transverse et descendant formant un angle droit, l'effet ne sera pas le même.

L'artère rénale gauche est plus courte et unie à la tête du pancréas.

Enfin pour Œrum et Herr la veine surrénale droite se rendant dans la veine cave inférieure, tandis que la gauche se termine dans la veine rénale, par suite le rein gauche est fixé plus intimement à la capsule surrénale (Sulzer).

De tout cela, nous pouvons donc conclure que le côlon prend point d'appui sur l'extrémité inférieure du rein au lieu de le soutenir ; en raison de ces connexions (Tuffier) il tend à attirer en bas cet organe, ou plutôt la paroi antérieure de sa loge, et la traction qu'il exerce s'exagérera quand il sera rempli des produits de la digestion, gaz et matières.

Le duodénum s'appuie également sur le hile du rein, ce qui ne contribue certes pas à fixer cette glande (Zuckerkandl).

Si tous ces organes appuient sur la partie inférieure du rein, il en est un, le foie, qui vient peser sur son extrémité supérieure.

Les ligaments qui s'étendent du rein au foie rendent intime l'union de ces organes à tel point que le rein détermine une empreinte sur la face inférieure du foie.

Le foie pèsera donc sur le rein en vertu de son propre poids. De plus il lui transmettra les autres pressions auxquelles il est lui-même soumis. Il le comprimera davantage dans les mouvements inspiratoires et lui imprimera ainsi sans cesse des mouvements petits mais répétés. Chez la femme (Cruveilhier) la pression du corset sur le foie retentira sur le rein et vienne un effort violent, cette pesée considérable chassera le rein de sa loge à peu près comme un noyau entre les doigts qui le pressent (Cruveilhier).

En résumé, le déplacement du rein est favorisé par un nombre considérable de causes prédisposantes.

Signalons parmi les principales, le relâchement du revêtement séreux de sa face antérieure et peut-être aussi la fonte de la graisse périrénale.

A droite, viennent s'ajouter la traction qu'exercent sur son extrémité inférieure le côlon et le duodénum qui y sont suspendus, et la pression du foie qui s'appuie sur lui. De plus, la membrane de Zuckerkandl qui renforce d'une façon si efficace la paroi antérieure de la loge rénale manque et permet ainsi à ces organes de mobiliser le rein si mal soutenu. Ajoutons encore chez la femme, les grossesses, l'usage du corset et il pourra suffire alors d'une cause déterminante, telle qu'un effort pour que le rein descende.

Parfois même le poids seul de l'organe suffira pour déterminer sa chute, et l'on pourra constater souvent une ectopie rénale, sans qu'aucune cause apparente même légère puisse expliquer au chirurgien ce déplacement.

CRITIQUE EXPÉRIMENTALE DES DIVERS PROCÉDÉS DE FIXATION

Nous nous proposons dans ce chapitre d'étudier les divers procédés mis en usage par les chirurgiens, pour assurer la fixation du rein déplacé.

A l'heure actuelle, il n'existe plus que trois méthodes : fixation de la capsule propre seule, fixation au moyen d'un fil passant par le parenchyme rénal, et enfin une modification de ce dernier procédé qui consiste à aviver la surface rénale sur une certaine étendue, après en avoir excisé la capsule propre. Disons de suite que la simple fixation de la capsule est à peu près abandonnée aujourd'hui : nous y consacrerons cependant quelques lignes.

Les expériences que nous avons faites sont de deux ordres : nous avons fait des recherches sur le cadavre et sur les animaux.

EXPÉRIENCES CADAVÉRIQUES

Nous avons voulu contrôler et comparer la résistance opposée au fil suspenseur dans les divers procédés énoncés plus haut et nous nous sommes servis alternativement de catgut et de soie de même calibre.

Si on passe le fil sous la capsule propre, et qu'on soulève ensuite le rein, le fil, surtout si c'est la soie qui a été employée, coupe la capsule. Cependant si on a eu la précaution de soulever

la capsule propre sur une certaine étendue, il se fait au niveau
des points d'entrée et de sortie du fil passé transversalement,
une déchirure *longitudinale*, puis la capsule soulevée se pelo-
tonne en une petite cordelette parallèle au grand axe du rein
et assez forte pour permettre le soulèvement de cet organe.
Mais alors, de chaque côté de cette bride fibreuse la substance
propre de la glande est mise à nu. Dès lors, au point de vue
purement opératoire, si le chirurgien emploie ce procédé, on
obtient une variété de celui qui consiste à décortiquer le rein.
La seule différence qui existe, c'est qu'entre deux régions de
substance rénale avivée on trouve, lorsqu'il y a suture de la
capsule propre seule, un cordon fibreux qui les sépare et qui
n'existe pas dans la décortication.

Si maintenant on passe un fil à 1 centimètre de profondeur
dans la substance rénale, après avoir enlevé la capsule, le fil,
si c'est un fort catgut, pourra soulever le rein. Mais si on ferme
l'anse du fil et que l'on serre un peu, on verra le tissu rénal se
couper.

Prenons enfin un rein avec ses enveloppes et traversons-le
par un fil. Il restera suspendu au fil si on le soulève et ne se
déchirera pas. Si comme dans le cas précédent on serre le fil,
on arrivera à sectionner le rein mais avec une plus grande
difficulté. Du reste il est facile de réaliser l'expérience suivante. Après avoir suspendu un rein par 2 fils passés profondément vers chacune des extrémités et perpendiculairement
au grand axe, on le place transversalement, de façon que son
bord externe près duquel ont été mis les fils devienne supérieur. On met au-dessous de lui un panier qui lui est relié par
une bande roulée autour de la partie moyenne du rein et pla-
cée à la même distance des deux fils suspenseurs. On remplit
alors le panier de grenaille de plomb jusqu'à ce que les fils
suspenseurs qui ont à supporter le poids du rein, plus celui de

la grenaille, commencent à couper le rein. Si on laisse les choses en l'état, le rein restera indéfiniment suspendu. Mais si on enlève la capsule propre au niveau des fils, le rein sera immédiatement coupé et entraîné à terre par le poids de la grenaille.

Cette expérience nous permet donc de conclure dès maintenant ceci : c'est que la capsule propre qui a, par elle même, peu ou pas de résistance en communique cependant au rein. Ce fait contradictoire en apparence trouve cependant son explication. Cette capsule est reliée sur toute son étendue à la surface externe du rein par des fibrilles conjonctives peu résistantes si on les isole ou qu'on les attaque avec la sonde cannelée ou tout autre instrument rigide. Mais en raison de leur multitude, ces fibrilles amènent une fusion complète entre la capsule propre et le rein. Cette capsule sur la concavité de laquelle appuie le rein, confondu au reste sur toute cette surface avec elle, donne au parenchyme glandulaire un point d'appui puissant, d'autant que la traction exercée par le fil lui est transmise indirectement par le tissu rénal comprimé.

Enfin, dans une dernière série d'expériences, nous avons voulu rechercher la région où l'on devait passer les fils suspenseurs et quelle direction il fallait leur donner pour que le rein puisse opposer une résistance maximum aux pressions qui le solliciteraient. Dans ce but, après avoir passé les fils dans le rein, nous leur fîmes traverser la couche musculaire horizontalement, ce qui nous permit d'appliquer exactement contre la région lombaire la glande rénale. Malgré des tractions très énergiques exercées au moyen d'un procédé analogue à celui que nous venons de décrire, le rein résista. Détachant alors le fil supérieur, nous le fixâmes à la douzième côte. Sous l'influence des mêmes tractions, le rein résista moins bien et se déchira un peu. Détachant ensuite le second

Il pour le fixer comme le précédent à la côte, le rein fut coupé.

Nous avons fait toutes ces expériences avec le catgut et la soie et après les avoir répétées plusieurs fois, nous en sommes arrivé à pouvoir poser les conclusions suivantes :

1° La capsule propre du rein *isolée* n'a qu'une très faible résistance;

2° Le rein doublé de sa capsule propre se laisse au contraire couper très difficilement par les fils.

3° Si on décortique cet organe, sa résistance est diminuée dans la proportion d'un tiers, sinon plus.

4° Les fils suspenseurs couperont d'autant moins que leur direction sera plus horizontale.

5° Enfin, quel que soit le genre d'expérience que l'on fasse, à égalité de volume, le catgut coupe moins que la soie.

EXPÉRIENCES CHIRURGICALES

C'est en nous appuyant sur ces données fournies par les expériences cadavériques, que nous avons entrepris une série d'opérations sur les animaux. L'impossibilité dans laquelle nous nous sommes trouvé de nous procurer des chiens, nous obligea de recourir aux lapins, et ce sont les résultats obtenus sur ces animaux que nous allons maintenant exposer. Nous étudierons successivement le manuel opératoire employé, les résultats fournis par l'autopsie et enfin les résultats histologiques.

Procédé opératoire. — Bien qu'on puisse, chez le lapin comme chez l'homme, aborder le rein par la paroi abdominale antérieure, nous n'avons employé, dans nos opérations définitives, que l'incision lombaire. Nous avons, comme dans la néphrorraphie chez l'homme, incisé la peau, préalablement rasée aux ciseaux, en dehors de la masse sacro-lombaire. Le bord externe de cette masse musculaire est à environ deux travers de doigt, ou, pour être plus précis, à 4 centim. des apophyses épineuses. On arrive ainsi directement sur le muscle transverse sous lequel on trouve le rein enveloppé de sa capsule graisseuse très développée chez le lapin. Mais un point important à connaître pour trouver facilement le rein est le suivant. A droite, la glande est *sous les côtes*, accolée au foie, peu développé en arrière, et par suite elle occupe une situation très élevée. A gauche, au contraire, le rein est dans l'abdomen, très bas, et à peu près à égale distance entre le bord inférieur des côtes et la crête iliaque. Après avoir pris les précautions d'antisepsie indiquées, et elles ont été suffisantes puisque nous n'avons pas un seul cas de suppuration, nous avons libéré le rein de ses adhérences à sa capsule graisseuse en décollant à la sonde cannelée. Suivant le procédé employé, nous avons passé deux fils suspenseurs soit sous la capsule propre, soit à travers le parenchyme rénal, que nous avions dans quelques expériences préalablement dépouillé de cette capsule.

Et alors d'après le côté que nous opérions, nous passions les 2 fils à travers les muscles lombaires, quand nous opérions à gauche, tandis qu'à droite, nous passions le fil supérieur autour de la 12ᵉ côte. Après la suture, et nous avions la précaution de fusionner les divers plans en passant quelques points profondément, comme le conseille M. le professeur Guyon, nous recouvrions la plaie de gaze iodoformée que nous fixions avec du collodion. Nous avons enlevé les fils du 8ᵉ au 10ᵉ jour et la réunion de la plaie a toujours été complète.

Nous avons fait deux séries d'expériences : une première en octobre 1891 et portant sur 6 lapins. Sur ces six animaux, nous en avons opéré deux en ne prenant que la capsule propre et en employant du catgut. Pour les quatre autres, nous avons pris le tissu rénal. Deux furent opérés à la soie, deux au catgut. Aucun animal n'ayant subi la double néphrorraphie, nous avons opéré tantôt le rein droit, tantôt le rein gauche.

Ces animaux furent sacrifiés six semaines après. L'autopsie fut pratiquée de la façon suivante. Après avoir enlevé l'intestin et les autres organes abdominaux, nous avons incisé et enlevé la capsule graisseuse sur toute la périphérie du rein, sauf au niveau du point où cet organe était en contact direct avec la cicatrice opératoire de la région lombaire. Nous avons pu étudier avec soin la nature de cette cicatrice.

Chez les deux animaux où nous n'avions pris que la capsule propre, laquelle, s'étant déchirée sur une certaine étendue, avait mis à nu une surface assez grande de tissu rénal, nous avons trouvé une cicatrice très résistante. Sur un de ces deux reins que nous avons voulu détacher, nous avons dû arracher le tissu rénal qui adhérait intimement aux muscles. Cependant cette adhérence était beaucoup moindre vers le milieu de la région cicatricielle, à peu près au point où la capsule propre s'était recroquevillée sous la traction des fils suspenseurs.

Des quatre autres reins, ceux opérés à la soie adhéraient assez fortement à la cicatrice. Chez les deux derniers animaux opérés au catgut, l'adhérence était moins intime, mais était cependant très suffisante pour maintenir le rein.

Sur les reins droits, à un faible grossissement, nous avons constaté que le fil supérieur qui avait été passé autour de la côte, avait un peu déchiré le tissu rénal ainsi que le prouvait une petite cicatrice étoilée qui n'existait pas au niveau du second fil suspenseur passé dans le muscle.

Ce fait concordait donc avec ce que nous avions constaté lors des expériences cadavériques.

Les examens histologiques faits dans le courant de décembre

n'ont pas donné des résultats parfaits. Cela tenait surtout à l'inexpérience que nous avions tout d'abord de ce genre d'examen. Nos coupes occupaient toute l'épaisseur du rein et elles n'étaient pas assez fines pour nous donner des renseignements précis. Cependant, ce que nous avons pu observer est identique aux résultats plus complets que nous signalerons plus loin.

Le seul fait à retenir nous a été fourni par les deux lapins opérés à la soie. On voit très nettement sur les coupes l'épaississement de la capsule dont les noyaux sont beaucoup plus nombreux. Elle maintient une adhérence intime avec le tissu musculaire strié du voisinage. De plus, on voit quelques travées conjonctives partir de cette capsule pour s'enfoncer dans la substance corticale qui est altérée.

En raison de l'insuffisance de ces premiers résultats, nous avons entrepris une seconde série d'expériences dans laquelle nous nous sommes proposé d'étudier les lésions produites sur le tissu rénal par les fils employés. De plus, nous avons voulu nous rendre mieux compte de la nature des cicatrices obtenues. Nous avons donc opéré cinq nouveaux animaux de la façon suivante : Sur le premier, nous avons passé transversalement les fils de catgut. Mais, comme par le procédé ordinaire, il était à peu près impossible de savoir si une coupe histologique passait au niveau du point de la substance rénale traversé par le fil, nous avons passé chez les deux lapins suivants, le fil suspenseur, catgut et soie, dans le sens longitudinal. De cette façon, nous étions sûr qu'une coupe faite perpendiculairement à l'axe vertical du rein, rencontrerait forcément en un point quelconque le fil suspenseur. Dès lors, nous pourrions d'une façon absolument précise, déterminer les lésions de voisinage occasionnées par le fil, et voir lequel du catgut ou de la soie, amenait les désordres les plus graves.

Dans cette seconde série, les modifications observées ont été plus importantes.

La plupart des coupes ont été faites de telle façon que le rein ait pu être examiné en plusieurs fois avec la certitude de passer en revue ses différentes parties.

La section des coupes était perpendiculaire au grand diamètre du rein et comprenait par conséquent les substances corticale et médullaire.

Nous nous sommes servi pour l'examen des pièces des grossissements de 30, 60, 200 et 300 diamètres

Comme méthode de coloration, nous avons employé le picro-carmin de Orth, puis la solution alcoolique picriquée et enfin l'huile d'aniline. Nous nous sommes servi également d'hématoxyline et de carmin à l'alun.

Enfin, pour donner plus de précision à nos recherches, nous nous sommes adressé à notre collègue Souplet qui a contrôlé nos préparations et en a fait un grand nombre d'originales. Dans les détails histologiques qui suivront, nous ne mentionnerons que les régions qui ont été trouvées altérées et nous ne décrirons que les lésions indiscutables.

Nous croyons utile de donner de suite l'exposé de ces dernières expériences afin de pouvoir en tirer les conclusions qui nous semblent en découler. Nous passerons successivement en revue dans chacune d'elles le procédé opératoire employé, les résultats fournis par l'autopsie, enfin les lésions trouvées à l'examen histologique.

EXPÉRIENCE n° 1. — *Rein droit. Suture à la 11° côte au catgut.*

Opération, le 3 janvier 1892. — Incision sur le bord externe de la masse sacro-lombaire. Section de la capsule graisseuse. Le rein est mobilisé. On laisse la capsule propre intacte. Deux catguts suspenseurs dont le supérieur est enroulé autour

do la 11° côto. L'un ot l'autro sont passés à travers la subs-
tanco rénalo. Suturo des muscles au catgut, do la peau aux
crins de Florence. Pansement avec la gazo iodoformóe fixée par
du collodion au salol.

Lo 11 janvier, onlòvoment du pansoment ot dos crins.
Second pansement qui tombo do lui-mòmo lo 28 janvier.

Autopsie, lo 10 février. — L'animal sacriflé, on onlòvo los
viscòros abdominaux. Lo roin ainsi isolé ost trouvó adhéront
à la paroi lombairo ot à la côto, quo l'on ost obligó do section-
nor au moment où l'on détacho lo roin, pour no pas amonor do
déchiruro do la glando. Lo roin, avec los muscles qui lui adhè-
ront ot lo fragmont do côto ost placó dans un flacon d'alcool
à 95°.

Examen histologique. — Los coupes sont faitos après con-
gélation dos fragments du roin au chloruro do méthylo.

On trouvo sur uno certaine étonduo, la capsulo propro onvi-
ron triplée d'épaissour.

Au nivoau do cot ópaississomont, il y a uno disparition d'un
grand nombro do tubuli contorti qui sont romplacós par un
tissu conjonctif abondant (flbros ot noyaux).

Los glomérulos no sont pas détruits, mais sont ontourós
d'uno coquo conjonctivo déjà ópaisso. Cotto altération descond
en formo do cóno do plus on plus rétréci jusqu'à la région dos
pyramidos.

EXPÉRIENCE n° 11. — *Rein gauche. Suture longitudinale au
catgut.*

Opération, lo 16 janvier 1892. — Incision do 6 centimètres
environ sur lo bord oxterno do la masso sacro-lombairo, à
égalo distanco do la crôto iliaquo ot du bord inférieur dos côtos.
Section do la capsulo graissouso. Lo roin ost attiré on dohors

avec sa capsule propre. On passe longitudinalement un catgut double sur une étendue comprenant environ les 2/5 de la hauteur de la glande. Le rein est réduit dans le ventre et les deux extrémités des catguts sont passées à travers les muscles et fixées. Points complémentaires au catgut sur les muscles. Suture de la peau au crin de Florence. Pansement au collodion.

Le 25 janvier, pansement et enlèvement des crins. La plaie est réunie.

Autopsie, le 16 février. — Après avoir, comme précédemment, enlevé les viscères, on trouve le rein fixé par une longue bande longitudinale, aux muscles lombaires. On enlève le rein avec le tissu musculaire qui lui adhère, et le tout est placé dans l'alcool.

Examen histologique. — Sur cette pièce, le catgut n'est pas entièrement résorbé. On en enlève les débris au moment de pratiquer l'examen, et le trou qui persiste, sert de point de repère pour juger du niveau où passent les coupes.

Une coupe dans laquelle le fil fait une légère saillie sur le bord libre du rein, montre à un faible grossissement une sorte de triangle isocèle à base périphérique et dans laquelle est creusé le trou. Le sommet de ce triangle va se perdre dans la région des tubuli recti.

La base du triangle occupe à peu près quatre fois le diamètre du trou resté béant après l'ablation du catgut.

A un plus fort grossissement, on constate que la capsule propre s'épaissit brusquement à partir des deux angles de la base et diverge en éventail de façon à former, d'une part vers le bord libre un vaste anneau conjonctif constitué par des fibres et des noyaux et embrassant le trou qu'il constitue, et d'autre part, vers la profondeur, des travées qui plongent dans la substance corticale en constituant ainsi les côtés du triangle.

L'aire du triangle ne présente plus les éléments normaux

du rein. Elle est sillonnée de nombreux éléments conjonctifs qui en recouvrent presque exclusivement la surface.

Les côtés du triangle sont assez nettement limités, car l'altération conjonctive s'arrête très rapidement après avoir envahi quelques glomérules et quelques tubes.

Le sommet atteint la région des tubuli recti, mais les altérations de ces tubuli sont difficilement appréciables ; en tout cas, elles sont certainement peu marquées. Cela peut tenir à ce que le processus est relativement jeune, comme le montrent les nombreux noyaux vivement colorés que l'on rencontre dans cette région, soit peut-être à ce que la coupe passe en ce point à un niveau un peu différent.

Sur des coupes où le fil était un peu plus profond, les lésions étaient identiques.

EXPÉRIENCE III. — *Rein gauche. Suture longitudinale à la soie.*

Opération, le 16 janvier 1892. — Incision de 8 centimètres environ sur le bord externe de la masse sacro-lombaire, à égale distance des côtes et de la crête iliaque. Section de la capsule graisseuse très développée chez cet animal. On isole avec assez de difficulté le rein de son atmosphère adipeuse et il est à peu près impossible de l'attirer complètement au dehors.

Vers la partie moyenne de sa hauteur, on passe un fil de soie double dans le sens longitudinal, mais ce fil ne peut être aussi profondément placé que le catgut dans le cas précédent. Les extrémités du fil sont passées à travers les muscles, puis liés. Sutures musculaires au catgut. Crins de Florence sur la peau. Pansement au collodion.

Le 25 janvier, enlèvement des fils. Guérison.

Autopsie, le 16 février. — La bride cicatricielle qui unit ici le rein aux muscles sous-jacents, est ici moins longue que dans l'expérience n° 2, ce qui s'explique par ce fait que la soie, chez notre animal traverse une moindre étendue de substance rénale. Par contre, la bride est plus large et plus résistante.

Examen histologique. — Le rein a été comme précédemment, placé dans l'alcool à 95°. Avant de pratiquer la section des pièces, on a dû enlever le fil qui naturellement était resté intact. Bien plus que dans la pièce précédente, ce fil était très rapproché de la surface libre du rein, à quelque hauteur que passât la coupe ; ce qui semble indiquer que la soie avait dû sectionner le tissu rénal.

A un faible grossissement, on constate tout d'abord que le trou est cinq fois plus grand que celui formé par le catgut. Telle est du moins la mesure exacte prise au micromètre ; et cependant le numéro de la soie employée correspondait exactement à celui du catgut. En revanche, les altérations paraissent beaucoup moins marquées, plus limitées, et ne semblent pas s'étendre de chaque côté du trou de plus du quart au maximum du diamètre de ce trou.

La production de tissu conjonctif est donc beaucoup moins abondante, car la surface du tissu rénal altéré est sensiblement égale à ce qu'elle était dans la pièce précédente.

Cette production plus limitée de tissu conjonctif est rendue très évidente à un fort grossissement.

Les altérations sont identiques à celles observées précédemment.

Quelques coupes dans lesquelles la soie a traversé le tissu rénal relativement à une assez grande distance du bord libre du rein, font voir que toute la zone comprise entre le fil et la périphérie, est envahie par le tissu conjonctif. Beaucoup d'éléments normaux persistent encore, mais ils sont circonscrits, englobés et sans connexion avec le reste du rein.

EXPÉRIENCE IV. — *Rein gauche. Décortication. — Suture transversale au catgut.*

Opération, le 29 janvier 1892. — Incision sur le bord externe de la masse sacro-lombaire. Le rein, mis à nu comme précédemment est maintenu dans la plaie. On enlève la capsule propre sur une hauteur de 2 centimètres environ et sur une largeur de 7 à 8 millimètres. Mais comme la capsule propre est ici très friable, il se fait des déchirures de cette capsule au delà des limites de la surface dénudée tout d'abord. Suture transversale au moyen de deux fils simples de catgut passés l'un à la limite supérieure, l'autre à la limite inférieure de la surface dénudée. En serrant ces fils, on sectionne légèrement la substance rénale qui saigne plus abondamment que dans les expériences précédentes. Sutures musculaires au catgut. Crins de Florence sur la peau. Pansement collodionné.

Huit jours après les fils sont enlevés. La plaie est complètement cicatrisée.

Autopsie, le 26 février. — Le rein est trouvé très adhérent au tissu musculaire sous jacent et semble faire corps avec lui. On enlève en masse la glande avec les muscles qui y adhèrent et le tout est placé dans l'alcool.

Examen histologique. — A un faible grossissement, la capsule propre ou un tissu qui lui ressemble, existe sur toute la périphérie du rein ; mais dans une région très étendue, correspondant à la surface dénudée pendant le cours le l'opération, cette capsule est épaissie des 2/3. L'adhérence au rein semble être la même que dans les autres expériences, puisque par places, on la trouve soulevée ou détachée. On ne peut la différencier des parties de capsule prises en un point très éloigné du rein. La seule différence, c'est que les fibrilles sont moins tassées et parsemées de noyaux plus abondants.

Dans toute la zone qui correspond à la surface dénudée, existent des altérations incontestables. Du tissu conjonctif périphérique descendent en petit nombre des fibrilles parsemées de noyaux. Ces fibrilles courtes, amincies, situées entre les tubes contournés sont irrégulièrement disposées. Plus souvent on constate dans la substance corticale, à peu de distance de la capsule, quelques travées conjonctives, également bientôt limitées. Mais en certains points, il existe d'assez grandes surfaces altérées, plus ou moins réunies par ces deux sortes de travées à la capsule. Au niveau de ces surfaces, destruction ou tassement des tubuli, glomérules envahis par des noyaux très nombreux, voilà les lésions que l'on constate.

La propagation des lésions a une disposition générale en coin ; mais il existe des ramifications divergentes en assez grand nombre, de sorte qu'en fin de compte, il est impossible d'attribuer une forme déterminée aux lésions. Vers les tubuli recti, il y a à noter une production plus considérable de noyaux, sans qu'il soit possible de prévoir davantage l'envahissement du tissu rénal par le tissu conjonctif.

Dernier point à noter : toutes les coupes offrent des vaisseaux très développés et indiquent ainsi un travail de réparation très actif.

Expérience V. — *Rein gauche. — Décortication. — Suture transversale à la soie.*

Opération, le 29 janvier 1892. Incision comme dans le cas précédent. La décortication est faite sur une étendue sensiblement égale, et on observe également quelques déchirures. Suture transversale au moyen de deux fils de soie. Le fil supérieur ayant coupé la substance rénale doit être passé une seconde fois et plus profondément. Suture des muscles et de la peau. Pansement.

Huit jours après, enlèvement des fils. Guérison.

Autopsie, le 26 février. — Encore ici, le rein adhère fortement au tissu sous-jacent. Cette adhérence est même plus intime que dans le cas précédent et se fait sur une surface plus étendue.

Examen histologique. — Dans une région déterminée et qui correspond à la surface dénudée, on trouve une enveloppe conjonctive très épaissie par places et formée de fibrilles et de noyaux.

Perpendiculairement à l'axe longitudinal du rein, et de distance en distance, se détachent et s'enfoncent dans la substance corticale quelques faisceaux très grêles à noyaux abondants. Ils suivent les espaces intertubulaires et sont moins nombreux que dans les coupes du rein précédent où l'on avait employé le catgut. Ces travées se détachent avec leurs éléments sur le fond de la préparation par leur coloration beaucoup plus vive, lorsqu'on a employé le carmin aluné. Elles se perdent bientôt dans les parties saines, se dirigent dans la profondeur vers un point de la substance corticale où les lésions sont accusées. C'est vers la partie inférieure de la substance corticale qu'existent ces altérations. Les tubuli y sont resserrés, étouffés, envahis par les noyaux et de nombreux faisceaux conjonctifs. Autour des glomérules remplis de noyaux se trouvent des coques conjonctives épaissies. Enfin, l'altération s'étend à un bon nombre de tubuli recti.

Nulle part ailleurs, c'est-à-dire sur d'autres coupes intéressant des portions non dénudées du rein, nous n'avons trouvé d'altération.

Si, maintenant, nous examinons les résultats fournis par les expériences précédentes, nous voyons qu'il est possible d'en

tirer un certain nombre de conclusions utiles pour la néphrorraphie.

Tout d'abord, nous pouvons nous prononcer sur la question de savoir à quel fil on peut avoir recours pour fixer le
rein.

La soie, quel que soit le procédé employé, détermine des
adhérences plus complètes entre le rein et le tissu musculaire
voisin.

Comme le montrent les coupes de reins opérés à la soie, il
se développe moins de tissu conjonctif nouveau autour du fil
de soie et dans la région rénale avoisinante.

Cependant cet avantage est moins grand qu'on ne serait
porté à le croire tout d'abord. Car, s'il y a moins de tissu
rénal altéré avec la soie qu'avec le catgut, en revanche, le trou
laissé par le fil dans le rein est cinq fois plus grand, si c'est
la soie que l'on a employée. De sorte qu'en mesurant au micromètre la surface totale occupée par le trou qu'a creusé le
fil et le tissu rénal envahi par la sclérose, on arrive à des résultats absolument semblables. On peut donc conclure que
quel que soit le fil employé, la surface altérée est la même.

D'autre part, si l'on considère que la soie déchire plus le
tissu rénal, que parfois elle peut sectionner toute la portion
de rein comprise dans l'anse qu'elle forme : si de plus, on
remarque, comme le prouvent quelques observations, que les
malades opérés à la soie semblent souffrir davantage et ont
souvent des hématuries, on en arrive à cette conclusion que
l'emploi du catgut est préférable ; en effet, le catgut ne semble
pas donner des adhérences aussi considérables que la soie :
mais, si on se reporte aux expériences cadavériques dont nous
avons exposé les résultats, on voit qu'il suffit d'adhérences
très légères pour maintenir le rein en place.

Il est encore un point sur lequel nous croyons devoir appeler l'attention. Quelle que soit la profondeur à laquelle le fil a été passé, entre ce fil et la surface libre du rein, c'est-à dire dans toute la portion de la glande comprise dans l'anse du fil, le tissu rénal s'altère. Dès lors, s'il faut traverser le parenchyme de la glande pour avoir un point d'appui solide, il ne faut pas cependant exagérer cette façon de faire, et enfoncer le fil à des profondeurs énormes. Au point de vue purement opératoire, cette façon de procéder n'a pas d'inconvénients immédiats, mais dans la suite il peut se faire un travail de sclérose ayant des inconvénients assez sérieux. Pour tirer des conclusions pratiques de tout ceci, disons donc qu'il faut d'abord :

1° Limiter le nombre de catguts employés à 3 ou 4 pour un rein humain.

2° Les passer à un centimètre tout au plus de profondeur.

Enfin, chez nos deux derniers lapins où nous avons décortiqué le rein, nous avons observé des faits intéressants. Les altérations sont assez diffuses ; elles occupent tout le segment de la glande correspondant à la surface dénudée. Elles ne sont pas prédominantes à la périphérie du rein où au contraire, elles sont peu sensibles, tandis qu'à la profondeur elles sont plus marquées. Les faibles altérations observées au niveau de la capsule tiennent peut-être à la durée plus courte des expériences. Mais en raison de la diffusion très nette des lésions observées, on peut craindre que ces altérations encore jeunes ne servent à une évolution ultérieure du tissu conjonctif. D'où sclérose rénale qui amènerait des troubles dans la santé du malade. Au reste, dans deux cas où la néphrorraphie a été faite avec décortication du rein, les malades ont eu quelques douleurs dans la région lombaire avec crises douloureuses. Doit-on attribuer ces troubles à une fusion trop intime du rein à la paroi, le privant ainsi de toute mobilité, ou bien à la sclérose envahissante ? Il est impossible de se prononcer d'une façon précise, mais l'existence de ces troubles post-opératoires est utile à noter.

Quant à expliquer pourquoi la formation de tissu conjonctif est ici considérable, nous avouons en être réduit à des hypothèses. Peut-être la suppression de la capsule propre, qui dans le procédé ordinaire joue le rôle d'un corps isolant, permet-elle au tissu cicatriciel de s'étendre librement et avec d'autant plus de force que l'apport sanguin est nettement plus considérable, comme l'indique la présence d'un grand nombre de vaisseaux sanguins (obs. IV).

ÉTUDE DES DIVERS PROCÉDÉS OPÉRATOIRES

Dans ce dernier chapitre, nous avons l'intention de passer en revue les principaux procédés employés par les chirurgiens qui ont fait la néphrorraphie. Comme cette opération est, à l'heure actuelle, entrée dans le domaine de la chirurgie courante, il nous est impossible de citer les noms de tous ceux qui l'ont tentée. Aussi ne ferons-nous pas dans cette étude œuvre de bibliographie, car nous ne pourrions être complet. Nous nous bornerons donc à citer les noms et les écrits des principaux auteurs qui se sont occupés de la question, et à étudier avec un peu de détails les travaux de ceux qui ont apporté quelque innovation dans le manuel opératoire.

Le rein flottant a été abordé par deux voies différentes : le ventre et la région lombaire. La laparotomie pour néphrorraphie a été faite seulement deux fois; mais en présence des résultats obtenus, nous croyons devoir insister un peu, malgré la rareté de son emploi, sur ce mode d'intervention et y consacrer quelques lignes, avant d'aborder l'étude de la néphrorraphie proprement dite.

NÉPHRORRAPHIE INTRAPÉRITONÉALE

Cette opération a été faite par von Tischendorf et après lui par Rosenberger (voir observation I et II). Mais elle appartient en réalité à Rosenberger, car c'est cet opérateur qui seul l'a faite de propos délibéré, tandis que Tischendorf fut

,amené à fixer le rein au cours d'une laparotomie résolue à la suite d'une erreur de diagnostic. Aussi cet auteur n'a-t-il pas, à proprement parler, créé une opération nouvelle. Il a fixé, comme il a pu, le rein au cours d'une laparotomie en réalité entreprise pour faire une néphrectomie. Par la voie qu'il avait adoptée il passa des fils dans l'extrémité inférieure du rein, seule accessible lorsqu'on avait replacé cet organe dans sa situation normale, après ablation d'une tumeur de la vésicule biliaire.

Rosenberger au contraire voulut aborder le rein par sa face antérieure. Pour se rendre compte de la situation exacte de cet organe, il fit une vaste incision partant du bord externe de la masse sacro-lombaire et se dirigeant en ligne droite vers l'ombilic à 8 centim. environ duquel il l'arrêta. Il ouvrit alors le péritoine et son arrière-cavité. Le rein repoussé en arrière fut fixé derrière la séreuse à l'angle postérieur de la plaie. Il réséqua ensuite une portion de la capsule graisseuse, et après avoir accolé la capsule propre ainsi mise à nu aux deux extrémités de son incision péritonéale, il maintint en contact toutes ces parties au moyen d'un fil de soie passé profondément dans le parenchyme rénal. En dehors d'une assez forte hématurie que l'on peut, selon nous, attribuer très probablement à l'usage de fils de soie, les suites furent simples et le résultat parfait.

Nous avons répété trois fois sur le cadavre l'opération de Rosenberger. Bien que moins simple que la néphrorraphie lombaire, cette opération cependant ne présente pas de trop grandes difficultés. Comme l'incision des parois abdominales passe à une certaine distance du foie, en repoussant en avant et en bas les intestins, on peut voir parfaitement dans toute la région sous-hépatique de l'abdomen.

Dès lors, en opérant par cette voie le rein déplacé, on a un avantage assez grand, il nous semble; c'est de pouvoir se rendre compte d'une façon absolument précise de l'état du rein que l'on doit fixer. Sans que ce soit la règle, il est cependant relativement fréquent d'avoir affaire à un rein malade de lithiase, etc., ou bien de se trouver en face d'un rein déplacé et ayant contracté dans sa situation nouvelle des adhérences résistantes. Ce sont ces adhérences qui ont obligé plusieurs fois les opérateurs à fixer, comme ils le pouvaient et sans se conformer à leur règle de conduite habituelle, le rein qu'ils ne pouvaient attirer suffisamment dans la plaie lombaire (cas de Terrillon). Bien que chez le malade auquel nous faisons allusion le résultat ait été bon, nous devons remarquer que certains échecs peuvent être rapportés dans quelques cas aux difficultés opératoires rencontrées, lors de reins déplacés et adhérents.

Nous n'irons pas comme Rosenberger jusqu'à conseiller l'application de ce procédé lors de rein déplacé et normal ni faire de la voie abdominale le procédé de choix de la néphrorraphie. Car bien qu'avec une propreté rigoureuse, les accidents septiques au cours d'une laparotomie soient nuls ou à peu près, cependant une opération de ce genre sera toujours plus grave qu'une autre dans laquelle le péritoine n'aura pas été intéressé. De plus la néphrorraphie a été faite et est faite par tous les chirurgiens. Si on parcourt la liste des observations que nous communiquons plus loin, on y verra que pour une raison ou une autre, il s'est produit plusieurs fois de la suppuration. Cependant le résultat, dans ces opérations faites par la voie lombaire a été bon, ou tout au moins le malade opéré n'est pas mort. En eût-il été de même si le péritoine avait été ouvert ?

Aussi devons-nous dire que la voie lombaire est et doit rester le procédé de choix pour la néphrorraphie. Mais lorsqu'on aura diagnostiqué un rein déplacé malade ou adhérent, si l'on est sûr de son antisepsie, alors et alors seulement, le chirurgien, selon nous, sera autorisé à prendre la voie abdominale pour se donner du jour et de l'espace, et être à même ainsi de faire une opération complète.

NÉPHRORRAPHIE LOMBAIRE

Nous allons aborder maintenant l'étude de la néphrorraphie proprement dite, de celle que l'on fait par la voie lombaire. Là encore, les procédés employés ont été variés à l'infini, et pour donner plus de clarté à notre description, nous commencerons par exposer en détail le procédé auquel nous donnons la préférence pour revenir ensuite sur les modifications qu'ont apportées quelques-uns des chirurgiens qui se sont occupés plus spécialement de la question. Nous allons donc décrire le procédé employé par M. le professeur Guyon, en y ajoutant les dernières modifications qu'il a introduites dans son manuel opératoire et qui ont été déjà signalées par notre collègue Vigneron (1).

Après avoir nettoyé d'une façon complète le champ opératoire, c'est-à-dire tout l'espace qui s'étend dans le sens transversal de la chaîne des apophyses épineuses à l'ombilic, et verticalement des 4 ou 5 dernières côtes à 4 travers de doigt au-dessous de la crête iliaque, le malade est chloroformé. On le couche alors sur le côté opposé à celui où se trouve le rein déplacé, et afin de tendre le côté sur lequel on va opérer, (côté gauche par exemple), on place sous le côté droit, entre la crête iliaque et le bord inférieur des côtes un drap roulé de façon à former un coussin dur et peu dépressible qui fasse saillir la région lombaire gauche. Pour bien maintenir le

(1) *Annales des maladies des organes génito-urinaires* (Janv. 1892, p. 42 et suivantes.)

malade, on peut, comme le fait M. Championnière, mettre un coussin de sable au niveau du bassin et un second vers le thorax, de façon à caler le malade. Si l'on n'a pas de coussin de sable à sa disposition, on peut faire maintenir le bassin, point important à fixer, par un aide spécial.

On découvre alors la région lombaire, en ayant soin de maintenir sous des compresses aseptiques le reste du champ opératoire. Puis on fait l'incision cutanée sur le bord externe de la masse sacro-lombaire dont la limite extérieure est à un travers de main de la ligne des apophyses épineuses. On pourra également reconnaître par la palpation ce bord externe qui se manifeste parfois très nettement par une saillie au-devant de laquelle on peut déprimer la paroi lombo-abdominale amincie et constituée seulement en ce point par les muscles larges et minces de la paroi abdominale antérieure. Pour se donner du jour, et ne pas travailler au fond d'une sorte de puits rétréci, il est bon (Guyon) de prolonger l'incision cutanée au-dessus de la 12° côte en haut, d'un large travers de doigt au-dessous de la crête iliaque en bas.

Une fois le tissu cellulaire sectionné dans toute l'étendue de la plaie, on incisera sur le bord externe de la masse sacro-lombaire devenue alors apparente, les différents plans musculaires. Chemin faisant, les nerfs et vaisseaux de la région seront fatalement sacrifiés, et on arrivera alors au muscle carré lombaire. Si cela est possible, on fera récliner en dedans ce muscle, ou bien, comme le veulent quelques auteurs, on passera à travers ses fibres. L'hémostase faite, on découvre alors la face postérieure de la capsule graisseuse renforcée par le fascia rétro-rénal et, à la partie externe de l'incision, le côlon dont la face postérieure recouverte de tissu adipeux peut en imposer quelques instants pour le rein déplacé. Si on incise la capsule graisseuse, on peut ne pas apercevoir le rein, déplacé dans l'abdomen.

C'est alors que l'on peut s'aider d'une manœuvre recommandée par M. Guyon. Un aide placé en face de l'opérateur sent à travers la paroi abdominale antérieure le rein et le refoule avec la main ou le poing fermé sous les côtes. La glande urinaire apparaît alors dans la plaie et pour qu'elle ne s'échappe pas de nouveau, on fait prendre un point d'appui solide à l'aide chargé de la refouler à travers la paroi abdominale. On passe alors un fil de catgut double à travers le parenchyme rénal et le plus près possible de l'extrémité inférieure de la glande. Ce catgut assez gros (n° 2 ou 3), traverse le parenchyme à un bon centimètre du bord postérieur du rein. En plaçant deux pinces à chacune de ses extrémités, il est facile de le tendre, manœuvre qui a pour conséquence de faire saillir la glande dans la plaie. Ce catgut, assez gros pour ne pas sectionner le tissu glandulaire, est un véritable fil suspenseur qui maintient solidement le rein et alors il devient très facile de passer les autres fils que l'on veut placer. Quelques auteurs se servent de 6 ou 7 fils et même plus. Ce nombre nous semble exagéré, et si l'on se rapporte à ce que nous avons dit, dans le chapitre expérimental de ce travail, une multiplicité trop grande des liens suspenseurs n'est pas sans inconvénients pour le bon fonctionnement ultérieur de la glande, en raison des lésions de sclérose qui se développeront plus tard autour de chacun d'eux. M. Guyon se contente de placer trois ou quatre fils à un centimètre environ les uns des autres. Le rein dès lors est solidement suspendu et l'on peut, en le maintenant par ses fils suspenseurs l'explorer à loisir et voir s'il n'est atteint d'aucune lésion. On palpe avec soin ses deux faces et même le bassinet, exploration qui a son importance, si le rein opéré est soupçonné de renfermer des calculs, ou bien si le malade, ce qui est encore assez fréquent, a eu des crises d'hydronéphrose intermittente. Cependant lorsque le rein n'est pas par trop mobile, on peut faire cette exploration avant le passage des fils. La palpation est alors plus facile, car on peut saisir la glande à pleine main, sans être gêné par la présence des fils de catgut.

Cette exploration terminée, il ne reste plus qu'à fixer les catguts et à lier. Tous les chirurgiens, et M. Guyon lui-même jusque dans ces derniers temps, dédoublaient les fils de catgut, puis les passaient à travers les plans musculaires, et enfin serraient modérément les anses. Cette façon de faire, bien qu'ayant donné de bons résultats, n'est pas cependant sans inconvénients. En effet, cette manœuvre constitue le temps le plus délicat de l'opération et c'est la seule que l'on fasse à l'aveugle. On s'expose ainsi, ou bien à serrer trop fort les anses de catgut, ce qui aura pour résultat de sectionner le tissu rénal doué d'une assez grande friabilité ; ou bien on ne serrera pas assez, et alors le rein ne sera pas maintenu en contact immédiat avec la paroi abdominale postérieure, et ne pourra pas contracter d'adhérence avec elle. C'est donc là un inconvénient sérieux, et l'on peut certainement sans exagération lui attribuer un bon nombre des insuccès qui ont suivi les néphrorraphies. M. Guyon est parvenu à tourner la difficulté sur sa dernière opérée et sa nouvelle façon de faire nous semble devoir être absolument adoptée. Notre collègue Vigneron en a déjà donné une description complète, et c'est d'après son article, publié dans les *Annales des maladies des organes génito-urinaires* auquel nous empruntons la figure ci-jointe, et d'après des renseignements oraux que M. Guyon a bien voulu nous donner, que nous allons en faire la description.

Sitôt que le fil double a été passé, et que son anse terminale a été sectionnée, on ne le passe pas de suite, comme dans les opérations ordinaires, à travers les plans musculaires. Au préalable, on saisit les deux chefs d'un fil dédoublé et on les

noue de façon que le nœud qui en résulte soit en contact direct
avec le point de la substance rénale où a pénétré l'aiguille.
Pour faciliter cette manœuvre, M. Guyon saisissait les fils
avec les mors d'une pince au ras du rein dont il déprimait
légèrement la surface. Il faisait alors le nœud de catgut et, le
nœud terminé, il retirait la pince, puis recommençait les mêmes
manœuvres, sur les deux autres chefs du même fil, mais du
côté opposé. En agissant ainsi successivement pour chacun
des fils doubles qu'il avait passés à travers le rein, il arrivait

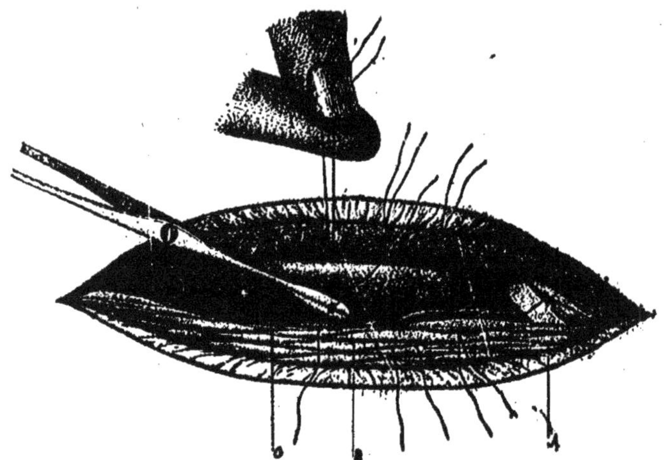

A. Peau et tissu sous-cutané. — B. Couche musculaire. — C. Capsule graisseuse
du rein.

au résultat suivant. Le rein est suspendu par une série d'éche-
lons indépendants les uns des autres et terminés de chaque
côté par un nœud qui protège très efficacement le rein, comme
nous le verrons plus tard. Dans la communication orale qu'il
a bien voulu nous faire, M. Guyon ne considère pas comme
indispensable l'emploi de la pince pour faire le nœud et considère qu'il est facile de le faire directement et de l'amener en

contact avec le rein, en procédant avec lenteur. Il se propose
d'appliquer dans ses néphrorraphies ultérieures cette légère
modification qui simplifie un peu le manuel opératoire, et
comme telle, doit être considérée comme une amélioration.

Une fois que tous les nœuds ont été faits, on prend les différents fils et on les passe isolément à travers les tissus environnants. C'est ainsi que le fil supérieur sera mené autour
de la 11e côte, tandis que les suivants seront passés successivement à travers la capsule graisseuse, l'aponévrose du transverse et une certaine épaisseur de fibres musculaires. Les
deux chefs de chaque fil double, passés à un demi-centimètre
environ l'un de l'autre, sont alors noués et il n'est plus utile de
prendre, comme autrefois, la précaution de ne pas trop serrer
afin de ne pas couper le tissu rénal. Ce danger est écarté,
grâce au premier nœud fait au contact du tissu rénal, et le
seul inconvénient d'une striction brutale serait ou bien de
casser un des chefs du catgut, ou bien de sectionner le tissu
musculo-aponévrotique compris dans l'anse formée par le
nœud juxta-rénal et celui que l'on est en train de faire. Comme
le fait remarquer Vigneron, lorsque cette petite manœuvre a
été répétée des deux côtés pour chaque catgut double, le rein
se trouve soutenu sans être le moins du monde serré. Ainsi
que notre collègue le constate, et comme nous avons pu nous-
même le vérifier au cours d'une expérience cadavérique faite à
l'hôpital Necker en présence et sous la direction de M. le professeur Guyon, le rein est appuyé sur une série de petits éche-
lons et maintenu d'une façon remarquablement solide. En
dépit de pressions très fortes exercées sur le bord convexe du
rein faisant saillie dans la plaie, nous n'avons pu déterminer
la section du tissu rénal par les fils suspenseurs.

Ce procédé nouveau constitue donc un grand progrès dans
le manuel opératoire de la néphrorraphie, et bien qu'il n'ait été

employé qu'une fois sur le vivant, le bon résultat que l'on a obtenu, annoncé et confirmé par l'expérience cadavérique, devra généraliser son emploi ; et peut-être évitera-t-on ainsi les récidives précoces observées parfois après la néphrorraphie.

Il ne nous reste plus maintenant qu'à dire en quelques mots comment on termine l'opération. On fait un plan de sutures au catgut sur les muscles, puis on peut réunir au crin de Florence la peau et le tissu sous-cutané. M. Guyon dispose en deux plans ces dernières sutures. Dans un premier, superficiel, il ne comprend que la peau, tandis que, dans le second, les fils passés profondément traversent ainsi les plans musculaires sous-jacents et établissent, par suite, une sorte de solidarité entre les différentes couches de la région lombaire. Cette dernière précaution a pour but de prévenir l'éventration qui pourrait se produire et qui s'est produite en effet une fois ou deux à la suite de la néphrorraphie (cas de Hahn, etc.). À la partie inférieure de la plaie on introduit un drain qui pourra être de petite dimension, si on y adjoint de la gaze iodoformée. On achèvera le pansement en recouvrant la plaie de gaze iodoformée et de coton hydrophile que l'on maintiendra par un bandage de corps ; ou bien, si l'on emploie le pansement de M. Championnière, on appliquera une seule épaisseur de gaze iodoformée, une couche de sachets et de l'ouate de tourbe. Comme dernière précaution, on pourra maintenir le bandage de corps par des sous-cuisses.

Si l'on a été propre, ou s'il ne survient pas d'accidents, les suites sont simples. Le premier pansement devra être fait au bout de huit à dix jours. La plaie étant en bon état, on pourra enlever le drain et couper les crins de Florence profonds. Dans le deuxième pansement, fait cinq ou six jours après, on enlèvera tous les fils et la plaie sera réunie. Il suffira de la

protéger encore par un dernier pansement pendant une hui-
taine de jours, et au bout de ce temps, la guérison complète
sera obtenue. S'il survient de la suppuration, la guérison en
sera très retardée, mais il ne semble pas, du moins par l'examen des observations où elle s'est produite, que le résultat
ultérieur en ait été plus mauvais. Tout semble se réduire à
une convalescence plus longue, et le malade en est quitte pour
une prolongation peu agréable de séjour au lit et quelques douleurs.

Tel est le procédé le plus généralement employé par tous
les chirurgiens ; il n'y a de spécial que la modification introduite par M. Guyon et qui n'est autre que la présence d'un
nœud protecteur aux points d'entrée et de sortie du fil suspenseur. Mais avant d'en arriver à ce procédé type, on a fait la
néphrorraphie de toutes les façons, et chacun des temps de
cette opération a passé par des modifications nombreuses. Ce
sont elles que nous allons passer en revue maintenant.

AUTRES PROCÉDÉS OPÉRATOIRES

Tout d'abord l'incision cutanée peut être différente de celle
que nous avons décrite. Simon a préconisé une incision oblique
en bas et en dehors, afin de se donner du jour pendant l'opération. Le but qu'il se propose est atteint, et il est incontestable
que l'on parvient ainsi à ouvrir plus largement la région abdominale postérieure. Mais, outre que la direction de la cicatrice
est pour celle-ci une cause de faiblesse, car elle est trans-
formée en une sorte de surface où viendront presser les viscères
abdominaux, il faut dire que cette incision n'est pas d'un grand
secours pendant la durée de l'opération. Si l'abdomen est largement ouvert, le rein n'en sera pas pour cela plus largement
abordable. On arrivera surtout à découvrir le côlon, ce qui

constituera plutôt une gêne qu'un point de repère utile. Et puis, l'incision verticale faite sur le bord externe de la masse sacro-lombaire sera assez grande pourvu que l'on prenne la précaution de la mener de la 11° côte à 2 travers de doigt ou même plus au-dessous de la crête iliaque. Même si le sujet est gras, on pourra inciser dans toute cette étendue le pannicule graisseux sous-cutané, quelle que soit son épaisseur, et une fois arrivé sur la couche musculaire, on aura l'espace compris entre la 12° côte et la crête iliaque, espace bien suffisant selon nous, pour atteindre le rein et le fixer aisément, dans tous les cas où il ne sera pas retenu dans sa position anormale par des adhérences, et où il pourra être repoussé dans sa loge, sur les mains d'un aide exerçant sur lui des pressions à travers la paroi abdominale antérieure. Par suite, nous croyons qu'il faut absolument rejeter cette incision oblique, et conserver d'une façon définitive l'incision verticale, au reste la plus généralement adoptée à l'heure actuelle.

C'est une fois que l'on a sectionné les différents plans de la région lombaire, que les procédés commencent à se multiplier.

Dans les premières néphrorraphies, faites par Hahn, Weir, Lauenstein, etc., les chirurgiens n'osaient pas intéresser le rein dans leurs sutures. Aussi, dès que l'on était arrivé sur la capsule graisseuse, on se gardait bien de toucher même à cette enveloppe inerte, et d'y causer le moindre délabrement ; les premiers opérateurs se contentèrent d'y passer les fils suspenseurs dont ils rattachaient les extrémités aux lèvres de la plaie. Les résultats des opérations ainsi faites ne furent pas très encourageants. Les récidives étaient fréquentes, et lorsque le rein restait fixé, les douleurs qui avaient accompagné son déplacement étaient rarement supprimées. Les résultats les plus fréquents étaient la diminution de la mobilité rénale

(Dunning) et en même temps une atténuation plus ou moins grande des phénomènes généraux. Wilcox, puis Terrillon (dans un cas où il n'avait pu amener le rein dans la plaie), incisèrent la capsule graisseuse dans toute son étendue, et fixèrent les lambeaux ainsi obtenus aux lèvres de la plaie opératoire. Les résultats, bien que plus satisfaisants, ne furent pas cependant très brillants.

Aussi ces procédés timides ont-ils été abandonnés et à juste titre par les chirurgiens. Hahn fut le premier à modifier son procédé primitif, et, cinq mois après ses premières tentatives, il fit la suture de la capsule propre, sur deux de ses opérés où la récidive s'était produite. Cinq fois de suite il eut occasion d'appliquer ce nouveau procédé, et cette tentative plus hardie fut suivie de quelques succès. Ceccherelli dans un cas malheureux, Kümmel et Courvoisier l'imitaient avec des résultats variables. Hahn multiplia ses opérations, et obtint une statistique assez bonne. Cependant là encore, si le succès opératoire fut plus fréquent, les troubles étaient loin de disparaître complètement, et Kümmel, dans un cas où le rein était resté fixé, mais où la malade souffrait autant, n'hésita pas à recourir à la néphrectomie, pour faire disparaître les douleurs. Ce procédé était donc encore très imparfait et fut à son tour abandonné. Notons au reste que, si les succès constatés ont été plus nombreux, cela tient peut-être à ce que, en prenant la capsule propre dans l'anse des fils, on provoquait la déchirure de cette capsule et une sorte d'inondation partielle de la substance rénale. Hahn appliquait dès lors, sans s'en douter, un procédé opératoire adopté et préconisé plus récemment et qui, ainsi que nous le verrons, donne de nombreux succès. Signalons, avant de terminer, le procédé employé une fois par de Paoli et qui réussit. Ce chirurgien réséqua la 12e côte, et ouvrit la capsule adipeuse. Il fit alors deux sortes de sutures différentes. Quelques-unes furent faites entre la capsule propre et la capsule adipeuse, d'autres entre la capsule propre et les lèvres de la plaie. La malade fut très abattue après l'opération, mais elle guérit et le rein resta solidement fixé.

On fut donc amené à traverser le parenchyme par les fils suspenseurs, et à appliquer le procédé que nous avons décrit. Mais même alors, les opérateurs y apportèrent quelques modifications. On en vit quelques-uns réséquer, de parti pris, la 12° côte, en faisant soit une résection totale, soit une résection sous-périostée. Duret (*Bulletin de l'Académie de médecine de Belgique*) eut en outre recours à la manœuvre suivante : Arrivé sur la capsule graisseuse, il fit une incision cruciale de cette capsule et obtint ainsi quatre lambeaux triangulaires qu'il détacha. Puis, après avoir passé dans le parenchyme rénal 7 fils de soie pour fixer le rein, il fit ensuite d'autres sutures à la soie au moyen desquelles il unit les 4 lambeaux de la capsule adipeuse aux bords de la plaie. Bien que ses deux malades aient eu de la fièvre, le résultat fut bon.

Il n'y a donc pas à condamner cette manière de faire, puisque le but visé fut atteint. Cependant, nous croyons que ce plan de suture sur la capsule adipeuse est inutile et constitue seulement une complication opératoire. Le procédé ordinaire plus simple, a donné, entre les mains de MM. Guyon et Championnière, des résultats tout aussi bons, et si nous voulons nous conformer à ce principe chirurgical, qui, selon nous, doit être adopté comme une règle, et qui consiste à atteindre un but déterminé par les moyens les plus simples, le procédé de Duret doit être délaissé.

Dans ces derniers temps, une nouvelle modification a été apportée par quelques auteurs dans la pratique de la néphrorraphie : nous voulons parler de la décortication du rein. Le but que se proposent les chirurgiens qui l'ont préconisée est d'obtenir des adhérences plus solides, en mettant en contact la surface dénudée et avivée du rein avec les lèvres de la plaie opératoire. Ce procédé a, peut-être, été entrevu par Hahn, si l'on se rapporte à quelques-unes de ses opérations citées par Franck. M. Guyon en avait eu également l'idée (*Bull. de l'Académie de médecine*, 19 février 1889) mais il n'a jamais eu recours à ce procédé, en présence des résultats satisfaisants qu'il avait obtenus par la méthode ordinaire. Le chirurgien qui l'a employé le premier d'une façon méthodique est Lloyd (*Practitioner*, septembre 1887). Un an après (4 décembre 1888) Tuffier l'employait à son tour et en faisait dès lors son procédé de choix. Le procédé opératoire de ces deux chirurgiens est un peu différent, mais il se ramène en somme à ceci : On fait une boutonnière à la capsule propre, on la décolle avec un instrument mousse sur une étendue plus ou moins grande ; puis on résèque toute la portion de capsule ainsi soulevée. La substance rénale est donc mise à nu, et le rein, soulevé par les fils suspenseurs, passés préalablement au-dessus et au-dessous de la surface avivée, est amené jusque dans la plaie et fixé par la ligature des liens. Le parenchyme rénal est donc en contact direct avec les muscles sectionnés et des adhé-rences solides se produiront entre ces deux surfaces saignan-tes. Courvoisier a eu également recours à cette manière de faire. Si l'on consulte les observations que nous donnons ci-après, et une statistique publiée par M. Tuffier, on voit que la récidive est exceptionnelle. De plus, d'après les expériences de M. Tuffier, confirmées de tout point par celles de Le Cuziat et les nôtres, on voit sur l'animal que les adhérences sont d'une solidité à toute épreuve. Sulzer n'hésite pas à adopter ce procédé et nous en ferions de même, si les résultats histo-logiques que nous avons consignés plus haut ne nous obli-geaient à une grande réserve. En effet, cette adhérence si complète ne s'obtient qu'en amenant dans le rein des lésions de sclérose très prononcées. Les malades opérés de cette façon, n'ont pas été observés à ce point de vue ; mais la conclusion logique à tirer de nos expériences est, qu'à un moment donné, la fonction rénale pourra être plus ou moins compromise. D'autre part, comme au point de vue purement pratique, les résultats sont les mêmes, ou plutôt inférieurs au procédé ordinaire entre les mains de MM. Guyon et Championnière, comme cette façon de faire complique en outre l'opération sans aucune nécessité, nous la rejetterons donc. La solidité des adhérences obtenues n'est nullement nécessaire. Bien plus, en immobilisant d'une façon absolue le rein, elle l'expose à des pressions violentes parfois des viscères abdominaux ; et comme l'organe, en raison de sa fixité nouvelle, ne peut s'y soustraire comme il le ferait à l'état physiologique, cette solidité même est une cause de tiraillements constants pour l'organe. Le but d'une opération de fixation quelconque n'est-il pas de replacer autant que possible un organe déplacé dans ses conditions physiologiques ? Ce but nous semble bien mieux atteint par le procédé ordinaire, où les adhérences obtenues sont faibles en apparence, mais en réalité suffisent amplement pour soutenir le rein sur lequel, en somme, à l'état physiologique, ne s'exercent que des pressions légères. Si, par hasard, à un moment donné, ces pressions s'exagèrent, comme au cours d'un effort, le rein en cédant un peu, amortit le choc qu'il a à supporter et par suite n'en sera pas déplacé. C'est donc pour toutes ces raisons, auxquelles il faut joindre les désordres observés sur le rein, que nous croyons devoir rester fidèle au procédé employé par nos maîtres, et leurs statistiques que nous donnons plus loin ne sont pas de nature à nous faire changer d'avis. Leurs résultats, parfaits, sont obtenus sans amener de lésions appréciables du rein. Que faut-il de plus ?

En dépouillant les différentes observations que nous citons plus loin, on remarque que les opérateurs semblent avoir employé indifféremment la soie ou le catgut. Là encore, les données fournies par nos expériences se trouvent confirmées par quelques faits signalés dans certaines relations. Une ou deux fois, la soie a coupé le rein dans le cours même de l'opération. De plus, quelquefois, dans les jours qui ont suivi la néphrorraphie, les malades semblent avoir plus souffert que ceux opérés au catgut, et assez souvent ils ont eu des hématuries légères, ce qui semblerait indiquer que le fil de soie a continué à couper le parenchyme rénal. Comme ces fils ne sont pas résorbables, ils semblent devoir être toujours une sorte de menace dont il faut tenir compte. Enfin, lorsqu'il y a eu des accidents septiques, on a vu parfois le fil de soie, devenu un véritable corps étranger, être éliminé plusieurs mois après, à la suite d'une suppuration prolongée qu'il semblait avoir entretenue. En conséquence, la clinique, d'accord avec l'expérience, semble donner la préférence au catgut ; c'est pourquoi nous penchons pour l'emploi exclusif de ce dernier produit.

Une ou deux fois, il a été fait usage de tendon de kanguroo, qui se résorbe lentement. Comme nous n'avons pas expérimenté cette sorte de fil, nous ne pouvons nous prononcer sur sa valeur dans la néphrorraphie. Cependant, si nous en jugeons par les observations américaines et anglaises, pays où ce fil semble être assez en faveur pour les différentes opérations, les chirurgiens étrangers ne l'emploient pas très volontiers dans la fixation du rein. Nous pouvons donc imiter leur réserve.

La question de savoir où passer les fils qui ont traversé le rein est assez controversée. Un procédé assez généralement admis, est d'enrouler le fil supérieur autour de la 12° côte, ou bien de le fixer sous le périoste de cette côte. Les fils suivants sont passés à travers les muscles voisins. Concluons toujours d'après les résultats expérimentaux. Nous croyons que l'on n'est en droit de passer un fil suspenseur autour d'un point d'appui fixe comme l'est la dernière côte, qu'à la seule condition de ne pas tendre ce fil, et que si le rein se laisse facilement amener dans la plaie. Dans tous les autres cas, on fera bien de s'abstenir, si on ne veut pas s'exposer à voir le rein coupé plus ou moins par ce fil inextensible.

Quant au procédé qui consiste à faire la résection totale ou sous-périostée de la dernière côte, nous ne nous expliquons nullement son utilité. Sans avoir recours à cette complication opératoire, on peut voir suffisamment clair au fond de la plaie pour fixer à son aise le rein et y passer les fils qui doivent le maintenir. Si c'est pour fixer cet organe plus haut, en passant un fil au-dessus de la 12° côte, on arriverait au même résultat. Par conséquent, il est absolument inutile de greffer une résection sur une néphrorraphie, puisque le but que l'on poursuit peut être aisément atteint par des moyens beaucoup plus simples.

A quelle hauteur doit-on fixer le rein ? Le plus haut possible, répond Angerer, le plus bas possible, dit Morris. Voici, selon nous, la règle à laquelle on doit se conformer. Le but que l'on cherche à atteindre par la néphrorraphie n'est pas de remettre le rein dans la situation qu'il occupait avant son déplacement, car la réalisation de ce fait serait pratiquement impossible. Il faudrait cacher presque entièrement cet organe sous les côtes, pour peu que le dernier de ces arcs osseux soit assez développé. Ce que doit chercher avant tout le chirurgien par la néphrorraphie, c'est à immobiliser le rein dans une région où il sera caché et protégé contre les diverses pressions qu'il a à subir dans l'abdomen, c'est à empêcher la torsion de l'uretère, pour prévenir l'apparition ou le retour de ces crises d'hydronéphrose intermittente, si atrocement douloureuses parfois. Dans ces conditions, on fixera le rein aussi haut qu'on pourra le faire, sans déterminer la moindre traction sur la glande dès que l'opération aura été terminée. Les fils suspenseurs doivent en effet soutenir la glande, mais non pas exercer de traction sur elle, car ils finiraient par couper fatalement. Leur seul but est d'immobiliser le rein pendant le temps nécessaire à la formation d'adhérences. Tout ce qui s'écarte de cette manière de faire, est une faute opératoire. Si donc nous passons dans le domaine de la pratique, concluons ainsi : Le rein sera fixé le plus haut possible, mais à condition que sa fixation dans une région quelconque n'amène aucune traction des fils suspenseurs sur l'organe. Si des adhérences le maintiennent dans la partie inférieure de la plaie, c'est là qu'on l'immobilisera, et les chirurgiens (Morris, Terrillon, etc.) qui se sont conformés à cette manière de voir s'en sont bien trouvés. Non seulement le rein est resté solide, mais encore les douleurs dont se plaignaient les malades, ont disparu. Au reste, on n'est que très rarement obligé de faire une fixation très basse de cet organe ; presque toujours, il est facile de le ramener dans la plaie opératoire et par suite de le fixer aussi haut que l'on veut.

Disons, pour être complet, quelques mots d'un procédé bizarre employé une fois par Greig Smith. Cet auteur fit une laparotomie, et après avoir saisi le rein, il le frotta en tous sens sur la pointe d'une longue aiguille avec laquelle il avait traversé la région lombaire, pour déchirer sa capsule. Il y eut à la suite une hématurie, et bien que le rein ait été fixé, les douleurs générales ne furent nullement amendées.

Quand la néphrorraphie est terminée, faut-il suturer la la plaie dans toute son étendue et chercher ainsi à obtenir la réunion par première intention, ou bien au contraire doit-on suturer peu ou pas la plaie opératoire afin d'en déterminer les bourgeonnements et obtenir ainsi une cicatrice plus solide ? Nous ne poserions même pas cette question, si, à l'étranger tout au moins, et surtout en Allemagne, on ne trouvait de nombreux partisans de la réunion secondaire. Dans la presque totalité des observations françaises que nous publions, c'est la réunion par première intention qui a été cherchée et c'est contre le gré du chirurgien que les plaies ont parfois bourgeonné et suppuré. En Allemagne au contraire, dans son travail récent si complet au reste sous tous les rapports, nous voyons Sulzer, assistant de Courvoisier, préconiser cette manière d'opérer et en conseiller l'emploi. Un ou deux chirurgiens en France ont encore cette manière de voir, mais la presque unanimité s'en tient à cette règle de la chirurgie de Lister, qui veut que les plaies opératoires se réunissent le plus tôt possible. Sulzer invoque la formation d'une cicatrice plus solide, d'adhérences plus complètes. Est-ce que les cicatrices linéaires des laparotomies propres cèdent aussi souvent qu'on voudrait encore le faire croire. Prenons les observations de néphrorraphies de M. Guyon : il n'y a qu'une cicatrice large et faible, c'est chez une malade qui a suppuré. Quant à la solidité des adhérences, elle ne nous semble pas beaucoup plus démontrée que celle de la cicatrice. Même si, par impossible, le fait était vrai, ce seul avantage ne devrait pas faire adopter cette méthode qui peut être dangereuse. C'est en effet dans les cas où la réunion primitive n'a pas été cherchée ou obtenue, que l'on a vu survenir le plus de suppuration, amenant souvent à sa suite des insuccès opératoires qui eussent pû être évités, si l'on avait été propre. De plus, cette façon de faire prolonge d'une manière indéfinie la convalescence, et les malades, au lieu d'être guéris en deux ou trois semaines, ne recouvrent la santé qu'au bout de 6 semaines ou

2 mois, trop heureux si quelque fistule intarissable ne les maintient pas valétudinaires au delà de ce temps.

Complications et suites opératoires. — Au cours de la néphrorraphie, les seules complications qui aient été signalées sont l'ouverture de la plèvre et du péritoine. La plèvre n'a guère été ouverte que chez des sujets emphysémateux; le péritoine a été plus souvent lésé. Si l'on est propre, ces complications ne font que retarder un peu l'opération. Si c'est le péritoine qui est atteint, on en est quitte pour suturer la boutonnière qu'on a eu la malechance de lui faire, et toutes les fois que cet incident opératoire est survenu, le résultat opératoire n'en a pas été compromis.

Quand on ouvre la plèvre, l'affaire est plus sérieuse. D'abord les sutures que l'on met sur cette séreuse, ne tiennent pas en général. On peut craindre un pneumothorax qui disparaîtra, il est vrai, par la suite, mais dont l'existence complique réellement l'opération si inoffensive de la néphrorraphie. C'est pourquoi le chirurgien ne devra pas trop s'acharner à enrouler un catgut autour d'une côte. Si cette manœuvre était difficile, on pourrait, comme M. Guyon en a donné l'exemple, se contenter de fixer le fil supérieur au périoste de la dernière côte. Cette pratique sage évitera tout désagrément ultérieur au malade.

Dans les jours qui suivent une néphrorraphie on a noté un certain nombre d'incidents. Souvent, dans les premières heures, le malade est en proie à un collapsus qui ne laisserait pas d'être inquiétant, si l'on n'était prévenu de la possibilité de son apparition.

La quantité d'urines émises, diminue en général pendant quelques jours. Chez plusieurs malades, surtout chez ceux où l'on a employé la soie, on a observé des hématuries insignifiantes et qui ont bientôt disparu. Enfin, chez une opérée de

M. Tuffier à Necker, il y a eu empoisonnement d'une malade par le sublimé. Cependant ce chirurgien en avait fait un usage très modéré, et s'était contenté de toucher avec une éponge légèrement imbibée les bords de la plaie, pour l'aseptiser. Il est vrai que, chez cette malade, le rein avait été décortiqué et la surface rénale avivée avait absorbé rapidement le liquide, antiseptique mais toxique.

Les complications opératoires plus éloignées sont également assez rares. Deux ou trois fois on a signalé des pleurésies. Dans un cas (Guyon) l'épanchement pleural n'était pas du côté du rein opéré. Il est impossible pour cette malade, de rendre la néphrorraphie responsable. Une autre fois, il y eut une pleurésie purulente qui nécessita l'opération de l'empyème. La malade guérit.

La suppuration a été plus souvent notée, et elle a parfois compromis le résultat. Mais il faut la rattacher la plupart du temps à un pansement mal fixé qui s'est déplacé ou détaché (cas de M. Guyon) ou au parti pris qu'ont eu quelques chirurgiens, de la rechercher, pour ainsi dire, en voulant provoquer le bourgeonnement de la plaie. Des pansements bien solides, une propreté chirurgicale très rigoureuse auront toujours raison de cette complication, et préviendront son apparition. Nous n'en voulons pour preuve que la statistique de notre maître, M. Championnière, où sur 9 néphrorraphies, pas une seule fois le pus n'apparut.

Terminons enfin par une complication éloignée de la néphrorraphie dont on a donné deux exemples. Nous voulons parler de la hernie rénale. Cette complication ne devrait pas réellement être attribuée à la néphrorraphie. Les malades de Hahn sur lesquelles elle a été observée, avaient été opérées deux fois, par suite de l'échec de la première intervention. En outre, elles avaient suppuré. Est-ce que tout cela n'est pas suffisant pour amener d'une part l'affaiblissement de la paroi lombaire, traversée deux fois par le chirurgien, et d'autre part la formation d'une cicatrice peu résistante au milieu de tissus dilacérés et rendus malades par la présence de microbes infectieux ?

Si donc nous passons rapidement en revue les divers accidents qui ont accompagné la néphrorraphie, nous voyons qu'à l'heure actuelle, maintenant qu'il est débarrassé des tâtonnements accompagnant fatalement tous les premiers essais opératoires, le chirurgien peut les éviter, à l'exception de la diminution des urines, et peut-être de l'hématurie. Mais ce sont là des incidents si insignifiants, qu'il n'y a pas lieu de s'y arrêter. La néphrorraphie est donc une opération absolument inoffensive maintenant. La meilleure preuve à en donner, c'est que, faite par des chirurgiens qui n'en avaient forcément pas l'expérience, puisque c'était une opération nouvelle et encore mal établie, elle n'a jamais amené la mort du patient. Si, en effet, on parcourt les cent observations que nous donnons plus loin, on ne trouvera qu'un cas de mort (Ceccherelli) et encore ce décès ne peut-il guère être imputé à l'opération elle-même. La malade, athéromateuse, est morte dans le coma post-opératoire, comme cela lui serait arrivé dans n'importe quelle intervention. Il semble y avoir là un phénomène de shock plus qu'autre chose.

Du moment où l'on n'a pas en réalité à s'occuper de l'opération en elle-même, le seul point intéressant à considérer est la question de la récidive. Disons-le tout de suite, la récidive est rare, et nous en donnerons plus loin une statistique. Il nous a paru intéressant de chercher à quels moments elle pouvait se produire et voici ce que nous croyons pouvoir avancer. La récidive peut être précoce, ou bien n'arriver qu'au bout de quelques semaines, ou bien se produire tardivement au bout de plusieurs mois ou même de plusieurs années.

La récidive précoce survient dans la première semaine qui suit l'opération. Tel est le malade de M. Tuffier, où l'on trouva le rein déplacé dès le 4° jour. Dans ce cas, la mobilisation post-opératoire du rein doit être rattachée, selon toute vraisemblance, à la section du parenchyme sur les fils suspenseurs. Nous savons en effet, que lorsque le rein est décortiqué, il se laisse bien plus facilement couper par les fils dont on le traverse. Dans le cas auquel nous faisons allusion, c'est ce qui a dû se produire. Nous dirons même plus ; si on emploie ce procédé opératoire, le déplacement du rein fixé ne peut se produire que de très bonne heure. Car, pour peu que la glande avivée reste en contact quelque temps avec la surface cruentée des muscles lombaires, des adhérences ont le temps de se produire, et nous savons qu'elles sont plus solides que dans les autres procédés opératoires. Le danger de récidive n'est ici qu'une question d'heures. Cela n'est pas sans importance, puisque le fait a été observé une fois sur l'homme et une fois par nous sur des animaux en expérience.

La seconde classe de récidives, que nous pourrions à la rigueur appeler récidives à moyenne échéance, se sont produites dans les autres procédés opératoires. Cependant elles sont survenues avec une fréquence très remarquable chez les malades où l'on n'avait fait que la suture de la capsule graisseuse ou de la capsule propre. On peut, dès lors, en donner l'explication suivante. Les fils suspenseurs prennent point d'appui sur les capsules du rein. Comme ces capsules n'ont point été avivées, il n'a pu se produire d'adhérences entre elles et la paroi lombaire. Le rein n'est donc maintenu contre les lombes que par la résistance qu'oppose au fil la portion de capsule comprise dans son anse. Tant que le malade reste au lit, il n'y aura pas à craindre de récidive ; mais lorsqu'il commence à se lever, le poids du rein porte tout entier sur une faible portion de capsule, par elle-même peu résistante, et il arrive alors qu'à la longue, ce pédicule capsulaire s'affaiblit, s'effile et finit par se rompre. Lorsque le fil suspenseur employé est le catgut, il faut peut-être faire intervenir une question de résorption du fil suspenseur.

Les récidives tardives ou à longue échéance sont exceptionnelles. Elles se rencontrent au reste chez les malades opérés par n'importe quel procédé. Nous n'en avons relevé qu'une cause, c'est la grossesse. Encore faut-il que la femme devienne enceinte aussitôt après l'opération. Dans ce cas, la récidive semble être presque fatale. Il sera donc intéressant de voir ce qu'il en adviendra pour la malade de M. Guyon, opérée par son nouveau procédé, et qui était enceinte au moment de son opération.

Avant de donner la statistique résumée des observations que nous publions, nous voulons examiner en quelques lignes les résultats que l'on doit chercher à atteindre par la néphrorraphie. Ils sont de deux ordres : fixation du rein, et guérison des douleurs qui accompagnent si souvent l'ectopie rénale. La fixation du rein est, pour ainsi dire, la règle après l'opération, mais il n'en est malheureusement pas de même pour la disparition des douleurs. Quand bien même le rein reste fixé, les douleurs persistent souvent. On n'a pas pu donner encore d'explication satisfaisante de ce phénomène. Il est cependant à remarquer qu'il se rencontre surtout chez les femmes nerveuses. En outre, en examinant bien une malade atteinte d'ectopie, on verra qu'elle a parfois une autre affection (lithiase biliaire, ulcère de l'estomac, ovaro-salpingite, etc.) contre laquelle naturellement la néphrorraphie est impuissante.

Nous donnons maintenant les résultats obtenus avec chacun des procédés opératoires employés. Nous avons divisé les opérations en 6 classes comprenant :

La première, les opérations faites par la voie abdominale ;
La seconde, celles où l'on a traversé le parenchyme ;
La troisième, celles où l'on a suturé la capsule graisseuse ;
La quatrième, celles où l'on a suturé la capsule propre ;
La cinquième, celles où le rein a été décortiqué ;
La sixième, celles où le procédé opératoire a été mal indiqué.

	NOMBRE	SUCCÈS	DOUTEUX	INSUCCÈS
1re Classe............	2	2	»	»
2e Classe............	54	40	7	7
3e Classe............	12	4	4	4
4e Classe............	23	13	8	7
5e Classe............	7	6	»	1
6e Classe............	6	3	2	1
Totaux........	104	68	16	20

Nous avons considéré comme succès douteux, les cas où le rein est resté fixé, mais où les douleurs ont persisté avec une intensité variable. Enfin, le nombre des succès est certainement au-dessus de la vérité, car bien des malades n'ont pas été suivis assez longtemps après l'opération. Telle qu'elle est cependant, cette statistique est assez instructive. Prise en bloc, on y trouve environ 1/5e d'insuccès ou récidives. Si on entre dans le détail et si l'on examine à part chaque classe, on trouve 1/3 d'insuccès pour les cas où la capsule graisseuse ou la capsule propre ont été seules intéressées, et les succès complets ne sont que de 1/3 quand on n'a pris que la capsule graisseuse, et d'un peu plus de moitié, quand on a suturé la capsule propre. C'est donc avec raison que ces procédés sont tombés dans un complet discrédit. Au contraire, si on examine la 2e classe (suture du parenchyme), il n'y a plus qu'un huitième d'insuccès environ, ce qui est également la proportion, quand on décortique le rein. Cette 2° classe (suture du parenchyme) est de beaucoup la plus importante, puisqu'à elle seule, elle renferme plus de la moitié des observations relevées. Les premières opérations ont donné de moins bons résultats, mais dans les dernières, les insuccès sont devenus de véritables exceptions. Ainsi, en prenant la statistique de MM. Championnière et Guyon comprenant 15 cas, nous ne relevons pas un seul échec opératoire. On pourra donc en conclure, sans être taxé d'exagération, que la néphrorraphie bien faite réussira, 9 fois sur 10, à immobiliser le rein. Mais là encore le succès complet sera moins fréquent et on ne pourra compter guérir son malade que 4 fois sur 5 peut-être : c'est là un bon résultat, qui suffit maintenant pour faire repousser d'une façon définitive la néphrectomie, opération grave entraînant si souvent la mort du malade.

CONCLUSIONS

Si nous voulons maintenant résumer les résultats que nous avons signalés dans les différentes parties de ce travail, nous arrivons aux conclusions suivantes :

L'ectopie rénale reconnaît un grand nombre de causes d'origines tout à fait différentes.

Les unes doivent être cherchées dans les moyens de fixité de cet organe.

Le rein droit est moins bien fixé que le rein gauche. D'après les recherches de Zuckerkandl, confirmées par les nôtres, la paroi antérieure de la loge rénale joue un rôle prépondérant dans la fixation de cette glande. Cette paroi emprunte la plus grande partie de sa force à une lame décrite par Zuckerkandl et qui existe chaque fois que l'on trouve en avant du rein un mésocôlon. Comme le mésocôlon ascendant n'existe presque jamais ou est rudimentaire, cette lame de renforcement manque à droite.

Les autres causes de l'ectopie rénale sont moins importantes. Citons pour le rein droit, la pression du foie, le poids du côlon suspendu à son pôle inférieur ; pour les deux reins, la laxité des parois abdominales et chez la femme l'usage de corsets serrés, les grossesses multiples.

La néphrorraphie, opération simple et sans danger, doit être préférée à la néphrectomie. Mais elle doit être faite avec certaines précautions.

Pour bien fixer le rein, il faut passer les fils suspenseurs à travers le parenchyme glandulaire. Cependant, il ne faut pas les passer à une profondeur exagérée, en raison des lésions de sclérose qu'ils déterminent autour d'eux, et qui envahissent toute la portion de substance rénale comprise dans l'anse de chacun des fils.

Comme la soie amène de plus grands désordres histologiques et coupe plus de tissu rénal, on donnera la préférence au catgut.

Les fils employés ne devront pas être trop nombreux, puisque chacun d'eux amène des lésions de sclérose dans un rayon déterminé. On se contentera de 3 ou 4 catguts doubles.

On repoussera les procédés consistant à ne prendre avec le fil que la capsule graisseuse ou la capsule propre.

On doit également rejeter la décortication du rein. Le seul avantage de cette manière de faire, est d'obtenir des adhérences plus solides, trop solides même. Par contre, elle amène des lésions plus considérables du rein, et est une complication opératoire inutile.

On devra chercher après l'opération, la réunion par première intention, qui donne de bien meilleurs résultats que la réunion secondaire et a encore cet autre avantage d'abréger considérablement la durée de la convalescence.

Si l'on se conforme aux règles énoncées ci-dessus, la récidive post-opératoire deviendra une exception, puisque, dans le procédé de choix, et lorsqu'il n'y a pas eu de suppuration, elle ne survient guère que dans un dixième des cas environ.

On ira chercher le rein déplacé par la voie lombaire.

Cependant le rein a été fixé chez deux malades seulement par une véritable laparotomie. La guérison a été rapide et le résultat parfait. Aussi, sans vouloir préconiser cette manière de faire si rarement employée, nous ne la rejetons pas d'une façon absolue, et nous croyons même que, dans quelques cas bien déterminés, où le rein déplacé est maintenu par des adhérences solides, cette néphrorraphie par la paroi abdominale pourrait être utilisée.

OBSERVATIONS

Nous donnons ci-joint le résumé des observations qui ont été publiées par Sulzer (*Deutsche Zeitschrift für Chirurgie*, 1891, p. 556 et suivantes). Nous n'avons ajouté au tableau complet que cet auteur en a dressé que les observations publiées par Angerer (*Munchener Medicinische Woch.*, 1891, p. 525 et suivantes) et celles qui nous ont été communiquées par nos chefs MM. Guyon et Championnière. En raison du plan que nous avons adopté dans ce travail, nous avons dû changer l'ordre suivi par Sulzer. C'est ainsi que nous donnons successivement les opérations faites par la voie abdominale, celles où le procédé de choix a été employé et nous ajoutons à cette classe les observations d'Angerer, et celles de MM. Guyon et Championnière. Enfin nous passons successivement en revue les premières opérations de Hahn (suture de la capsule graisseuse, puis de la capsule propre), et nous terminons par celles où le rein a été décortiqué, et les observations où le procédé opératoire est insuffisamment indiqué.

1re Classe.

OPÉRATIONS INTRAPÉRITONÉALES

N° 1. VON TISCHENDORF (*Bericht über die Verhandlungen der deutschen Gesellsch. f. Chir.*, XVI Congress, 13-16 avril 1887). — Femme de 82 ans, souffrant depuis 6 mois d'une tumeur dans l'hypochondre droit. On fait le diagnostic de rein droit mobile avec tumeur maligne de sa portion supérieure par suite de l'existence en haut d'un noyau arrondi isolable.

Laparotomie le 9 décembre 1886. On trouve la vésicule biliaire énorme, remplie de calculs, dont un enclavé dans le canal cystique. On extirpe la vésicule.

Le rein qui peut alors être mis à sa place est fixé par des liens traversant son pôle inférieur et menés en arrière de la 12e côte.

Guérison. Le rein reste fixé.

N° **2.** ROSENBERGER (*Munch. med.*, décembre 1888, n° 50). — Rein droit mobile chez une femme de 22 ans.

Opération le 4 juin 1888. Incision partant du bord externe de la masse sacro-lombaire et se dirigeant en ligne droite vers l'ombilic. Ouverture des cavités rétro-péritonéale et péritonéale. Le rein est repoussé dans l'angle postérieur de la plaie et fixé en arrière du péritoine par 7 fils de soie. On résèque une grande partie de la capsule adipeuse pour mettre à nu la capsule fibreuse qu'on réunit avec les bords supérieur et inférieur de l'incision du péritoine. Une dernière suture passe à travers les 2 bords péritonéaux et profondément à travers le parenchyme.

Forte hématurie au début. Guérison. Le rein reste fixé.

En résumé, 2 succès sur 2 opérations.

2e Classe.

OPÉRATIONS AVEC SUTURE DU PARENCHYME RÉNAL

N° **1.** DELHAES (*Verhand. des Chir. Cong.*, 1882). — Femme avec lordose, prolapsus utérin et troubles rapportés à un rein droit mobile.

Opération, 1882. On enlève le plus possible de capsule adipeuse et la substance rénale est traversée par 6 catguts que l'on fixe à la plaie.

Guérison 6 semaines après. La malade ne souffre presque plus. Le rein reste fixé.

N° **2.** BASSINI (Un caso di reno mobile fissato col mezzo dell' operazione cruenta. *Ann. universali di med. e. chir.* Settemb. 1882). — Femme de 27 ans. Un accouchement. Un avortement. Depuis trois ans, rein mobile à droite sans cause connue. Douleurs très vives, mauvais état général.

Opération le 27 juin 1882. On fend la capsule adipeuse. Le bord convexe du rein est dénudé et fixé par une série de sutures au catgut aux bords de la plaie.

Guérison. Le rein est trouvé en place dans deux examens ultérieurs.

N° 3. Kuester (Lindner. *Wanderniere der Frauen*, 1888). — Femme de 27 ans. Un accouchement, 4 fausses couches. Depuis deux ans, rein mobile avec accès douloureux. Mauvais état général.

Opération le 10 janvier 1883. Après ouverture de la capsule adipeuse, on passe 7 catguts dans la substance rénale et les bords de la plaie et un fil de soie très profondément dans le parenchyme.

Guérison. Le rein reste fixé.

N° 4. Swennson (*Hygiea*, juin 1886, d'après *Cent. für Chir.*, 1886, n° 47). — Femme de 22 ans, avec rein mobile à droite très douloureux.

Opération, 4 avril 1883. Le rein est fixé par 14 sutures à la soie passées à travers sa substance. Guérison. En 1886. Le rein est encore fixé.

N° 5 et 6. Kuester (Lindner. *Loc. cit.*). — Femme de 35 ans. A la suite d'une chute sur la glace, les deux reins se déplacent.

Opération, 15 octobre 1883 à gauche, puis à droite. Suture des reins à la couche musculaire au catgut et à la soie. Quelques sutures profondes à travers le parenchyme. Légère suppuration. La malade se lève un mois après, puis recommence à souffrir.

Elle meurt un an après, d'affection inconnue.

N° 7. Kuster (*Ibid.*). — Femme de 52 ans. 18 couches faciles, une gémellaire. Rein mobile à droite, depuis 4 mois, après un effort.

Opération, 2 février 1884. L'incision trop élevée et trop antérieure empêche de découvrir facilement le rein. Le péritoine est ouvert, puis suturé. Sutures du rein par des fils profonds.

Au bout d'un mois, la malade sort guérie.

N° 8. Newman (*Glascow med. J.*, June 1884, p. 465). — Femme de 40 ans. 7 couches, 8 fausses couches. Après la 7° couche, les reins deviennent mobiles. La malade très affaiblie, garde le lit pendant 2 ans.

Opération, 29 mars 1888. Le rein droit qui est le plus mobile, est fixé. Ouverture et suture de la capsule adipeuse aux bords de la plaie. Trois sutures au catgut à travers la substance corticale du rein et les téguments abdominaux. On empêche la réunion première.

Un an après le rein droit reste fixé, mais le gauche étant devenu plus mobile, la question de la néphrorraphie à gauche se pose.

N° **9.** Braun (*Corresp. Blatt. d. Aerzte. Vereins für Thuringen,* 1885. Bd XIV, n° 11, p. 409-418). — Femme de 27 ans. Rein mobile à droite depuis 2 ans et demi, l'obligeant à garder le lit.

Opération le 18 novembre 1884. Ouverture de la capsule adipeuse que l'on fixe à la plaie par 7 sutures à la soie dont l'une comprend superficiellement la substance rénale.

Guérison. Le rein est encore fixé un an après.

N° **10.** Gardner (*Australian med. J.*, 16 april 1885. D'après Vanneuf-ville). — Femme de 45 ans, 11 enfants. Rein droit mobile.

Opération le 4 décembre 1884. Capsule graisseuse ouverte et suturée à la plaie. Deux sutures à travers la substance rénale. On les passe ensuite autour d'une aiguille laissée dans la plaie. Gros abcès.

Guérison. Le rein reste fixé.

N° **11.** Rinne. (*Schwerdtfeger, Fall von operativer Fixation einer Wanderniere,* d'après Hahn. Inaug. Dissert. Greifswald, 1886). — Femme de 41 ans. 6 couches. Rein droit mobile. Lésion spinale.

Opération le 25 août 1885. Sept sutures au catgut à travers la capsule adipeuse et le rein. Pendant 2 jours, sang et albumine dans l'urine. Guérison par bourgeonnement.

Le rein reste fixé; l'affection spinale persiste.

N° **12.** Lauenstein (*Deuts. Med. Woch.,* 1887, n° 26). — Femme de 42 ans. Rein mobile à droite depuis 12 ans.

Opération le 28 avril 1886. Cinq sutures au catgut à plusieurs centimètres de profondeur dans la substance rénale.

Rétention et suppuration dans la profondeur. Pleurésie droite. Sort guérie en août.

Neuf mois après, le rein est fixé.

N° **13.** Kuster (Lindner. *Wanderniere der Frauen,* 1887). — Femme de 84 ans. Rein droit mobile avec des vomissements persistants.

Opération, 22 mai 1886. Série de sutures au catgut et à la soie
Sort guérie. Mais récidive à la fin de 1886.

N° **14**. Kurster (*Ibid.*). — Femme de 26 ans. Rein droit mobile.
Antéflexion utérine.

Opération le 4 août 1886. Une suture profonde et 4 superficielles à la
soie. Suppuration légère. Le rein reste fixé, mais les troubles généraux ne disparaissent qu'après l'opératon de l'antéflexion utérine.

N° **15**. Stonham (*Lancet*, 1888, vol. II, 21 july, p. 109). — Femme de
34 ans, hystérique. Rein droit mobile depuis 2 ans 1/2, à la suite d'une
fausse couche.

Opération le 2 octobre 1886. Une suture superficielle, 2 sutures profondes à la soie. Drain.

Guérison, mais anesthésie passagère du membre inférieur droit et
de la cicatrice.

Janvier 1887. Abcès venant d'une suture profonde.

Juin 1887. État excellent.

N° **16**. Kuemmel (*Deuts. med. Woch.*, 87, n° 23). — Sutures profondes.
15 mois après, le rein est encore fixé.

N° **17**. Kuemmel (*Idem*). — Sutures profondes. 15 mois après le rein est
encore fixé. Mais il persiste quelques troubles.

N° **18**. Morris (*Annals of surgery*, 1887, vol. V, p. 289). — Catgut
épais à travers le rein, qui est fixé le plus profondément possible.

Résultat excellent.

N° **19**. Morris (*Idem*). — 2 sutures superficielles au catgut, 2 sutures à
travers le parenchyme rénal, à la soie. Le rein est fixé le plus profondément possible.

Résultat excellent.

N° **20**. Duret (*Bull. Acad. royale méd. de Belgique*, 1888, t. II, n° 5,
p. 440). — Femme de 37 ans, 1 accouchement. Rein mobile à la suite
d'une chute dans un escalier.

Opération, 6 mai 1887. Grande incision et résection de 2 ou 3 centimètres de la 12e côte pour donner du jour. Incision cruciale de la cap-

sule adipeuse. 7 fils de soie à travers le rein. Suture à la soie des quatre lambeaux de la capsule adipeuse que l'on unit aux muscles. Fièvre
pendant 8 jours.

Résultat excellent, qui persiste un an après.

N° **21**. Duret (*Idem*). — Femme de 89 ans. 18 accouchements dont plusieurs difficiles. Rein droit mobile.

Opération, 14 juin 1887. Résection partielle sous-périostée de la
12° côte. Incision cruciale de la capsule adipeuse. 6 sutures à la soie,
à travers le parenchyme rénal. Les 8 inférieures sont fixées au périoste
des extrémités costales réséquées, les 3 supérieures au périoste de la
11° côte. Les lambeaux de la capsule adipeuse sont suturés aux bords
de la plaie.

Fièvre pendant 8 jours.

Au bout de 4 mois, rein peu mobile, non douloureux.

N° **22**. Gould (*Lancet*, 1888, II, p. 674). — Femme avec rein droit
mobile.

Opération. Un fil de soie passé à travers le rein et toute l'épaisseur de
la plaie, est enlevé quelques jours après.

Bon résultat au début, mais récidive au bout de 8 mois.

N° **23**. Gould (*Idem*). — Même malade. Le rein est fixé à l'aponévrose lombaire avec du tendon de kanguroo.

Résultat excellent.

N° **24**. Gould (*Idem*). — Femme de 88 ans, 2 enfants. Il y a 8 mois,
douleur subite à droite. Rein mobile et douloureux.

Opération le 10 juillet 1888. Deux fils sont passés à travers le rein et
chacune des lèvres de la plaie.

Guérison. Le bon résultat persiste 2 mois après.

N° **25**. — Hahn (Frank. *Loc. cit.*). — Femme de 29 ans. Rein droit
mobile.

Opération le 14 novembre 1888. Suture du parenchyme.

En décembre, abcès ; mais guérison normale.

N° **26**. Hahn (*Idem*). — Femme de 86 ans. Rein droit mobile depuis
un an à la suite d'une chute dans un escalier.

Opération le 17 novembre 1888. Suture du parenchyme.

Janvier 1889. Troubles disparus à droite, mais douleurs à gauche.

N° **27**. KEEN (*Med. News*, 1889, 20 april). — Femme de 35 ans. Rein droit mobile depuis 7 ans.

Opération. Rein fixé par 7 fils de soie traversant son parenchyme. Guérison par bourgeonnement.

État excellent, 6 mois plus tard.

N° **28**. COURVOISIER (d'après SULZER. *Deuts. Zeits. f. Chir.*, 15 janvier 1891, p. 571 et suiv.). — Homme de 39 ans. Rein droit mobile et lithiase biliaire. État cachectique.

Opération le 9 juillet 1889. La plèvre et le péritoine sont ouverts. Suture de la plaie péritonéale. On fixe le rein par 8 fils de soie traversant le parenchyme. Sutures en étage au niveau de la plèvre lésée, à l'angle supérieur de la plaie. Le reste de la plaie est tamponné à la gaze iodoformée.

Guérison par bourgeonnement le 16 août.

Revu en mai 1890. Bon résultat, mais la plaie sécrète encore.

N° **29**. COURVOISIER (*Idem*). — Femme de 29 ans. Rein droit mobile depuis 2 ans, très douloureux à la pression.

Opération, 26 août 1889. Ouverture du péritoine que l'on suture. 8 sutures à travers le parenchyme. Les 2 angles de la plaie sont suturés, le milieu est tamponné à la gaze iodoformée.

Fièvre et pus bleu. Guérison le 8 octobre.

En mai 1890. Rein solide.

N° **30**. COURVOISIER (*Idem*). — Femme de 25 ans, bien portante. Depuis mai 1889, rein droit mobile.

Opération le 20 septembre 1889. Excision partielle de la capsule adipeuse. Suture du parenchyme à la soie. Suture des angles de la plaie. Tampon de créoline au milieu.

Fièvre, cystite, suppuration. Céphalalgie et douleurs lombaires.

20 octobre 1889. 2 ou 3 fistules suppurent encore.

28 avril 1890. La suppuration persiste. Abcès multiples dans l'aisselle gauche. Pas d'amélioration.

N° **31**. ANGERER (Beiträge zur Chirurgie der Nieren *Münchener.*

Med. Woch., 28 juillet 1891, p. 525). — Femme de 28 ans. Rein droit mobile.

Opération, 11 novembre 1888. 2 catguts dans le parenchyme. La plaie bourgeonne.

Guérison le 2 décembre.

Le rein reste fixé (janvier 1891).

N° **32.** ANGERER (*Idem*). — Femme de 84 ans. Rein droit à l'ombilic.
Opération le 81 octobre 1889. Deux catguts dans le rein. Tamponnement à la gaze iodoformée. Fièvre et suppuration.
En juillet 1890, fistule lombaire, le rein reste fixé.
En octobre 1890, le rein devient mobile. Accouchement en novembre 1890.

N° **33.** ANGERER (*Idem*). — Femme de 46 ans. Rein droit mobile.
Opération le 21 février 1890. Même procédé.
Guérison. En octobre 1890, le rein est resté fixé.

N° **34.** ANGERER (*Idem*). — Femme de 24 ans. Rein droit mobile.
Opération le 9 mars 1890. Même procédé.
Guérison le 10 avril.
Revue en janvier 1891. Le rein est solide, mais quelques douleurs persistent.

N° **35.** ANGERER (*Idem*). — Femme de 27 ans. Rein droit mobile depuis 7 ans après un effort.
Opération le 16 mars 1890. Même procédé.
Un peu de fièvre.
Guérison le 23 avril.
Le 1er janvier 1891, le rein est solide.

N° **36.** ANGERER (*Idem*). — Femme de 21 ans. Rein droit mobile depuis un an.
Opération le 26 mars 1890.
Guérison le 29 avril 1890.
18 avril 1891. Rein solide.

N° **37.** ANGERER (*Idem*). — Femme de 67 ans, 0 couches.
Opération le 9 juillet 1890.

Guérison le 30 juillet.

D'après des nouvelles reçues, la malade ne souffre plus.

N° **38**. Angerer (*Idem*). — Femme de 24 ans. Rein droit mobile très douloureux.

Opération le 19 juillet 1890.

Guérison le 9 août.

La malade continue à se bien porter.

N° **39**. Angerer (*Idem*). — Femme de 24 ans. Rein droit mobile ; tuberculose.

Opération le 24 janvier 1891. Le 26 février, la plaie est guérie sauf en 2 points.

En juin 1891, la cicatrice se rouvre. La tuberculose fait des progrès rapides. Insuccès.

N° **40**. Service de M. Championnière. (Observation inédite.) — Jeanne F..., 31 ans. Entre dans le service le 6 juin 1888, pour un rein flottant à droite dont elle souffre d'une façon constante depuis 3 ans. Ce déplacement semble survenu à la suite d'un effort.

Opération le 18 juin. Durée, 40 minutes. Incision en dehors de la masse sacro-lombaire. Le rein est refoulé avec la main. On passe cinq catguts avec l'aiguille courbe à travers la capsule et la substance rénale. 7 catguts sur les plans musculaires. Drain.

La malade sort le 8 juillet en très bon état. Elle ne souffre plus du tout. Revue une première fois, elle se trouve bien ; les douleurs ont disparu. La main et le bras droit dont elle se servait difficilement ont repris toute leur vigueur. État général très bon. Revue le 10 juin 1891, puis le 6 janvier 1892, elle ne souffre plus et est dans un état de santé parfaite.

N° **41**. Service de M. Championnière. (Observation inédite.) — Alix T., 48 ans. Entre dans le service le 11 février 1889, pour un rein flottant à droite. Cinq enfants ; le dernier il y a 10 ans. Elle souffre depuis un an à la suite d'un choc. La région rénale est vide ; le rein fuit du côté du foie et est douloureux à la pression.

Opération le 4 mars 1889. Durée, 45 minutes. Incision verticale en dehors de la masse sacro-lombaire. La capsule graisseuse est facile-

D.   6

ment atteinte. On ouvre la capsule propre. Deux fils passés dans le tissu rénal coupent. Deux autres sont fixés à travers la capsule propre, la capsule graisseuse et les muscles. 7 crins de Florence. Drain.

La malade sort le 5 avril en bon état; cependant elle souffre encore en marchant.

N° **42**. Service de M. Championnière. (Observation inédite). — Julie M..., 64 ans. Entre le 12 avril 1889 pour un rein flottant à droite dont elle souffre depuis quatre ans. Elle a eu en 1870 une tumeur (?) du côté droit. Pas d'enfants. Douleurs dans la station debout; elle souffre encore au lit. On trouve dans le flanc droit une tumeur mobile et remontant vers le foie.

Néphrorraphie le 18 avril. Durée, 65 minutes. Incision en dehors de la masse sacro-lombaire. Peu de sang. 7 catguts dans la substance rénale et dans la capsule. 11 crins de Florence sur la peau. Drain.

A sa sortie (18 mai) elle se plaint beaucoup, mais marche très bien.

Revue le 30 janvier 1892, elle se plaint de différentes douleurs, mais le rein est bien maintenu.

N° **43**. Malade de M. Championnière. (Observation inédite.) — M. R..., 33 ans. Souffre d'un rein flottant à droite. Elle n'a jamais eu d'enfant. Le rein est volumineux.

Néphrorraphie le 28 avril 1889. Le lendemain, mauvais état général et émission d'urines sales en grande quantité (hydronéphrose probable). Puis tout rentre dans l'ordre.

Revue en janvier 1890. La malade toujours nerveuse souffre encore, mais moins, au niveau du rein. Celui-ci, bien fixé dans la région lombaire, est très volumineux et fait une saillie nette en avant.

N° **44**. Service de M. Championnière. (Observation inédite.) — M. M..., 20 ans, entre le 12 mai 1890, pour un rein flottant à droite. Elle a eu un enfant il y a 11 mois. Pendant sa grossesse, elle a beaucoup souffert des reins. Sept mois après l'accouchement, ces douleurs deviennent très vives. A son entrée à l'hôpital, on peut faire descendre le rein jusque dans la fosse iliaque.

Opération le 19 mai. Durée, 85 minutes. Incision sur le bord externe sacro-lombaire, allant de la 12e côte à la crête iliaque. Le rein est fixé au moyen de 8 catguts doubles. On coupe ces fils qui sont passés ensuite à travers les muscles. On les lie mais en les serrant peu.

Pas de ligatures des plans musculaires. 9 crins de Florence en 2 plans.

La malade sort le 17 juin, en très bon état et ne souffre plus.

Nº **45**. Service de M. CHAMPIONNIÈRE. (Observation inédite.) — Jeanne V..., 33 ans. Entre le 16 juillet 1890 pour une ectopie rénale droite. Elle a eu 5 enfants, le premier il y a 13 ans. Elle souffre depuis lors et a des attaques hystériformes.

On perçoit une tumeur dans le flanc droit. Au palper, on suit cette tumeur mobilisable, dure, arrondie et constituée par le rein.

Opération le 12 août. Incision sur le bord externe de la masse sacro-lombaire. Le rein est difficile à saisir. Il faut le repousser en arrière et un peu en dedans sous le foie. Deux fils doubles, l'un à la partie supérieure, l'autre au tiers inférieur de cet organe. Sutures. Drain.

Le pansement traversé le 8º jour est changé. La malade sort le 5 septembre en très bon état.

Revue en septembre 1891, elle n'a plus eu de crises nerveuses depuis son opération. Son état général est très amélioré. Elle dit ne s'être jamais si bien portée. Le rein est resté fixé. Enfin des douleurs qu'elle avait jadis au niveau de l'ovaire droit ont disparu et les règles autrefois très douloureuses sont devenues normales.

Nº **46**. Service de M. CHAMPIONNIÈRE. (Observation inédite.) — Maria B..., 27 ans. Entre à l'hôpital le 7 janvier 1891 pour un rein flottant à droite. Elle a eu 3 enfants, le dernier, il y a 4 ans. Depuis lors, elle souffre dans le ventre. Au toucher, douleur dans le cul-de-sac gauche. Dans le flanc droit, on trouve une tumeur mobile formée par le rein.

Opération le 26 janvier. Durée, 40 minutes. Incision en dehors de la masse sacro-lombaire. Trois catguts doubles sur le rein et les muscles, 10 crins. Drain.

La malade sort le 17 février. Les suites ont été très simples.

Nº **47**. Service de M. CHAMPIONNIÈRE. (Observation inédite.) — Blanche D..., 38 ans. Entre le 18 février 1891 pour un rein flottant gauche. Quatre accouchements. Ablation des tumeurs pour ovarite le 4 août 1890. Le rein est presque dans la fosse iliaque.

Opération le 9 mars. Incision. Le rein est difficile à ramener dans sa situation. On le fixe par 4 fils. 9 crins. Drain.

La malade sort le 4 avril. Suites très simples.

N° **48**. Service de M. Championnière. (Observation inédite.) — Victoria B..., 32 ans. Entre le 1er août 1871 pour un rein flottant à droite. Dernier enfant il y a 18 mois. Elle souffre depuis 6 ans dans le flanc droit, ces douleurs augmentent dans les derniers temps. La malade a une sensation de brûlure et de constriction dans le flanc droit.

Opération le 6 août. Grande incision latérale. 6 fils fixent le rein en 3 groupes. Sutures perdues. Drain.

Le malade sort le 28 août.

N° **49**. Guyon (*Bulletin de l'Académie de médecine*. Séance du 19 février 1889, p. 240 et suivantes). Observation résumée. — Femme de 54 ans, ayant eu deux grossesses normales à 27 et 29 ans.

Il y a 3 ans, elle était renversée en arrière pour nettoyer des vitres, lorsqu'elle ressentit une douleur, d'ailleurs médiocre, dans la région rénale droite. Depuis, cette douleur va en s'aggravant. Le plus souvent paroxystique, elle irradie de la région lombaire vers la fosse iliaque droite, la partie externe de la cuisse du même côté, le périnée et le rectum. D'autres fois elle s'étend le long du rachis. Douleurs sourdes et sensation de pesanteur dans le périnée. La station et la marche augmentent leur intensité. Très pâle, la malade mange peu et n'a pas de sommeil. Cependant elle est assez grasse.

Urines normales. Constipation.

Quand la malade cherche à se coucher sur le côté gauche, le rein apparaît à droite de l'ombilic où il affecte une situation presque transversale. Douleurs dans la région lombaire, quand on cherche à l'attirer en bas. Pas de mobilité verticale. Si on ramène le rein vers le flanc droit, il s'échappe et rentre brusquement dans l'hypochondre.

Opération le 25 août 1888. On emploie le procédé que nous avons décrit. On passe avec l'aiguille coudée de Collin, construite d'après le système Reverdin, quatre fils de catgut double dans le parenchyme en commençant par la partie la plus inférieure du rein. Le premier de ces fils est conduit par un de ses chefs au-dessus de la 12° côte autour de laquelle il est noué. Puis les anses sectionnées, les autres fils sont passés successivement à travers les fibres musculaires, l'aponévrose du transverse et la capsule graisseuse. On les noue, en prenant la précaution de peu serrer. Puis sutures musculaires au catgut, sutures cutanées au crin de Florence.

Suites simples. Cependant la plaie suppure, le bandage de corps n'ayant pas été fixé par des sous-cuisses. La malade sort guérie, le 20 juin.

Revue le 7 février 1889. Le rein est solidement fixé. Mais ce n'est qu'au bout de 7 mois que les douleurs ont disparu, après avoir diminué peu à peu.

N° **50**. Guyon (*Idem*). — Jeune fille de 20 ans. A 15 ans, elle s'aperçut tout à coup et sans cause appréciable de la présence d'une tumeur abdominale dans le flanc droit. Depuis lors, crises douloureuses dues à des accès d'hydronéphrose intermittente. Ces accès se rapprochent. M. Guyon les fait disparaître de la façon suivante : En mettant la malade accroupie, les jambes fléchies, les reins soutenus courbés en avant et à gauche; il conduit le rein, son extrémité la plus amincie en haut sous le foie, et, tout à coup, avec une aisance parfaite, il échappe et rentre dans sa loge, comme un corps étranger articulaire fuit sous le doigt qui le presse.

Opération en juin 1888 par le même procédé. Mais comme le rein est très allongé, flasque, on place 6 catguts doubles.

Quinze jours après, la malade est guérie.

Depuis lors, état général excellent

N° **51**. Guyon (Observation inédite). — Femme ayant un rein droit mobile très douloureux.

Opération le 19 mai 1890 par le procédé ordinaire.

Suites simples. Guérison.

La malade revue quelques mois après est en parfait état. Le rein reste fixé.

N° **52**. Guyon (Observation inédite). — Femme de 46 ans. Quatre enfants, pas de fausse couche.

Douleurs d'estomac remontant à une vingtaine d'années.

En 1889, elle souffre de coliques hépatiques. En même temps, douleurs vives au niveau de la région lombaire.

Elle entre à l'hôpital en juillet 1890. Rein droit flottant, présentant au reste une mobilité limitée.

Opération le 11 août par M. Guyon qui part le lendemain.

Pendant son absence, comme la malade souffrait, on enlève les points de suture, trois jours après l'opération. La plaie désunie se mit à suppurer, et la guérison ne survint qu'en décembre.

La malade sort en février, le rein semblant avoir repris sa mobilité. Elle souffre de temps à autre de crises de coliques hépatiques, s'accompagnant d'ictère.

Revue le 2 juin 1892. Le rein est fixé, mais la cicatrice lombaire est large et sans résistance.

N° **53**. GUYON (d'après VIGNERON. *Annales des maladies des organes génito-urinaires*, janvier 1894). — Homme âgé de 32 ans, ayant le rein gauche mobile et présentant des crises d'hydronéphrose intermittente. Morphinomane, il a un mauvais état général. Après une débâcle d'urines, on constate la présence de quelques globules rouges dans les urines. Le diagnostic de M. Guyon est : rein gauche mobile. Rétention aseptique.

Opération le 22 août 1891. Avant de passer les fils, on explore le rein et le bassinet. Pas trace de calcul. La 12° côte est très courte et on refoule soigneusement le cul-de-sac pleural. La suture supérieure est fixée au périoste sans contourner la côte.

Suites simples. Guérison rapide.

On revoit le malade le 12 décembre. Il y a quelques jours, il a eu, pendant 4 ou 6 heures, dans le flanc, une légère douleur nullement comparable à celle des crises anciennes, et n'ayant été accompagnée d'aucune modification dans la quantité des urines qui restent claires. On sent le rein fixé à la paroi lombaire et non augmenté de volume, il n'est pas douloureux à la palpation. Le malade a repris ses occupations.

N° **54**. GUYON (Observation inédite due à l'obligeance de notre collègue REYMOND, interne du service). — Femme de 34 ans. Une fausse couche, 8 enfants nés à terme. D'après la malade, son affection remonte à 11 ans, c'est-à-dire lors de son deuxième accouchement. Au moment où elle se leva la première fois après l'accouchement, elle ressentit, au niveau du rein droit, une douleur qui, depuis lors, ne devait jamais disparaître.

Ces douleurs ont subi une recrudescence remarquable lors de la dernière grossesse. Presque continues, elles varient d'intensité et sont accentuées par les fatigues, la marche. Elles disparaissent presque dans le décubitus dorsal et surtout dans le décubitus latéral droit. Elles s'accentuent, au contraire, quand la malade se couche sur le côté gauche. Les règles les augmentent. Ces douleurs occupent le trajet de l'uretère.

La malade prétend avoir vu du sang dans ses urines, il y a **4 ans**, mais jamais elle n'y a trouvé de graviers.

L'utérus est en antéversion.

Le rein gauche est peu accessible. Au contraire, on sent facilement le rein droit, grâce à la laxité des parois abdominales. Il paraît augmenté de volume. On peut, pour ainsi dire, le prendre à pleine main. Il est mobile dans tous les sens, et on peut lui faire dépasser la ligne médiane de **2** travers de doigt.

L'uretère gauche est sain ; le droit, au contraire, présente une sensibilité spéciale révélée par la palpation au niveau de son entrée dans le bassin, et par le toucher vaginal au niveau de son abouchement dans la vessie.

Opération le 10 février 1892. Par l'incision classique, M. Guyon arrive sur la face postérieure du rein. On voit alors celui-ci suivre les mouvements respiratoires. Un aide fixe l'organe. Quatre catguts doubles sont alors placés sur sa face postérieure. Chacun d'eux est fixé d'après le nouveau procédé imaginé par M. Guyon. La plaie est refermée par 2 plans de sutures. On draine avec un petit drain et une mèche de gaze iodoformée.

Suites simples. Pas de fièvre. Pendant 7 jours, la quantité d'urines émise est diminuée, puis elle augmente rapidement jusqu'à un litre. Le quatrième jour, on enlève le drain ; deux jours après, on retire la gaze iodoformée.

La malade sort le 29 mars ; son rein est bien fixé ; parfois elle ressent quelques légères douleurs quand elle se couche sur le côté gauche, mais ces douleurs diminuent chaque jour.

Au moment de son entrée à l'hôpital, la malade avait remarqué que ses règles étaient en retard de huit jours. Elles n'ont pas reparu depuis, et à l'heure actuelle, la malade présente les signes d'une grossesse de trois mois environ.

3e Classe.

OPÉRATIONS AVEC SUTURE DE LA CAPSULE GRAISSEUSE

N° **1**. Hahn (*Cent. f. chir.*, 1881, p. 443-451 et Frank. *Berliner klin. Woch.*, 1889, n° 1). — Femme de **28** ans, multipare. Double ectopie à la suite d'un effort.

Opération, 10 avril 1881. Suture de la capsule adipeuse non ouverte.
Insuccès.

N° **2.** HAHN (*Idem*). — Femme de 38 ans. Rein droit mobile. Fixation
de la capsule adipeuse non ouverte.
Amélioration, puis récidive.

N° **3.** WEIR (*New York med. J.* Feb. 1883). — Femme de 33 ans,
multipare. Rein droit mobile. Fixation de la capsule graisseuse par
7 ou 8 catguts aux bords de la plaie (décembre 1882). Succès.

N° **4.** LAUENSTEIN (*Verhandlungen des Chirurgencongresses*, 1882). —
Suture de la capsule. Le rein reste fixé, mais les troubles continuent.

N° **5.** KUESTER (*Idem*). — Fixation de la capsule. Les troubles disparaissent, en partie seulement.

N° **6.** ESMARCH (*Idem*). — Douleurs vives. Capsule adipeuse fendue
puis suturée. La malade souffre moins.

N° **7.** HAYES AGNEW (Nephrorraphy and nephrectomy (*Med. News.*
Saturday Jan. 29 1887, p. 116). — Homme de 33 ans. Rein gauche
devenu mobile il y a 5 ans, en soulevant un poids.
Opération le 10 novembre 1884. La capsule non ouverte est suturée
à la plaie.
Récidive le 23 avril 1885. Néphrectomie.

N° **8.** DONNING (in *J. Amer. med. Ass.* Chicago. 1885, IV, p. 199). —
Femme de 44 ans. Rein droit mobile.
Suture de la capsule adipeuse. Diminution des douleurs. Le rein reste
mobile sur une étendue d'un pouce.

N° **9.** GUINOZZI (Un caso di rene mobile sano guarito con la nefro-
rafia. *Raccoglitore med.*, 1886. Aug. 30). — Homme de 20 ans. Rein
gauche mobile.
Opération. Fixation de la capsule adipeuse par des catguts enlevés
autour de la 12ᵉ côte.
Succès complet.

N° **10.** TURGARD (*Bull. méd. du Nord*, 1887, t. XXVI, p. 344). — Femme
de 36 ans. Rein droit mobile depuis 3 ans à la suite d'un effort.

Opération, 16 février 1887. Six sutures à la soie à travers la capsule graisseuse et les lèvres de la plaie. Guérison rapide mais récidive en avril.

N° **11**. Wilcox (A case of nephrorraphy for fixation of a floating Kidney. *Ann. of Surgery*, 1888, VII, n° 8, p. 192). — Femme de 24 ans. Rein droit, mobile depuis 9 ans à la suite d'un effort.

Opération. La capsule graisseuse est fendue puis suturée aux lèvres de la plaie par 3 catguts.

Le rein est solide. Bon état général.

N° **12**. Terrillon (Rein droit déplacé et douloureux chez un homme de 57 ans. *Ann. des mal. des organes gén.-urinaires*, vol. VII. n° 8). — En 1882, chute sur la région lombaire.

Opération le 11 mars 1889. Après ouverture de la capsule, on ne peut amener le rein dans la plaie, et on doit se contenter de suturer la capsule adipeuse. Légère suppuration.

En juillet, le rein est immobile. Plus de douleurs.

4° Classe.

OPÉRATIONS AVEC SUTURE DE LA CAPSULE PROPRE

N° **1**. Hahn (Frank, *loc. cit.*). — Récidive du cas n° 2 de la 8° classe.

Opération, 22 septembre 1881. On fend les capsules propre et adipeuse que l'on suture.

Le rein reste solide.

N° **2**. Hahn (*Idem*). — Femme de 85 ans. Rein droit mobile.

Opération le 26 octobre 1881. Suture de la capsule propre. Guérison le 6 décembre.

Résultat excellent.

N° **3**. Hahn (*Idem*). — Cas 1er de la 8° classe.

Opération le 5 octobre 1881. Refixation avec suture de la capsule propre.

N° **4**. Hahn (*Idem*). — Cas 1er de la 8° classe.

Opération à gauche, 20 décembre 1881. Suture de la capsule propre.

Pleurésie gauche et empyème. Guérison 30 mai 1884. Occlusion plastique d'une fente lombaire avec hernie rénale.

No **5.** Hahn (*Idem*). — Femme de 32 ans. Rein droit mobile.
Opération 27 janvier 1883. Suture de la capsule propre.
Guérison qui se maintient.

No **6.** Ceccherelli (*Revista clinica di Bologna*, april 1883). — Femme
de 38 ans, avec rein mobile à gauche.
Opération, 11 février 1884. 4 catguts passés chacun 2 fois à travers
la capsule rénale et autour de la 12e côte.
Mort 45 heures après, attribuée à de l'athérome.

No **7.** Hahn (*Idem*). — Femme de 48 ans. Ovariotomie. Rein gauche
mobile.
Opération le 4 août 1884. Suture de la capsule propre. Récidive.

No **8.** Hahn (*Idem*). — Femme de 32 ans.
Opération le 18 octobre 1884. On ouvre seulement la partie supérieure
de la capsule adipeuse. Récidive.

No **9.** Hahn (*Idem*). — Cas précédent.
Opération 12 juin 1885. Suture de toute la capsule propre. Guérison,
mais hernie rénale.
13 janvier 1886. Occlusion plastique. Suture de la fente musculaire
et transplantation d'un lambeau cutané.
En décembre 1888, le rein sort légèrement.

No **10.** De Paoli (*Gaz. delle clin.* Torino, 1885, vol. II, nos 14 et 15.)
— Femme de 30 ans. Rein mobile depuis un an.
Opération en 1885. Résection de la 12e côte.
Ouverture de la capsule adipeuse. Sutures entre les deux capsules.
Autres sutures entre la capsule propre et la plaie. Collapsus non opé-
ratoire. Guérison. Rein solide.

No **11.** Hahn (*Idem*). — Femme de 51 ans.
Opération, 18 décembre 1885. Suture de la capsule propre. Pas d'amélioration.

No **12.** Hahn (*Idem*). — Femme de 35 ans. Rein droit mobile.

Automne 1886. Suture de la capsule propre.
État excellent. Décembre 1888.

N° **13**. Kummel. *Deutsh med. Woch.*, 1887, n° 44). — Femme de 60 ans, avec un rein mobile.

Opération. On fixe une portion de la capsule rénale. Guérison.

Quelques mois après les troubles reviennent, bien que le rein soit resté fixé. Néphrectomie.

N° **14**. — Kummel (*Idem*, n° 28, p. 508). — Suture de la capsule. Récidive 6 mois après.

N° **15**. Hahn (*Idem*). — Femme de 46 ans. Rein droit mobile.
Opération le 21 avril 1887. Suture de la capsule propre. Succès complet.

N° **16**. Richardson (*The Boston Med. and Surg. J.*, juin 1888, vol. XXIV, p. 593-598). — Femme de 36 ans. Rein mobile depuis 18 mois à la suite d'un effort.

Opération, 2 septembre 1887. Capsule adipeuse fendue. Suture à la sole de la capsule propre. Guérison qui persiste.

N° **17**. Hahn (*Idem*). — Femme de 31 ans. Rein droit devenu mobile il y a un an, à la suite d'une chute sur le dos.

Opération le 18 octobre 1887. Suture de la capsule propre. Lésion du péritoine que l'on suture.

Guérison. Le rein reste solide. Mais, après comme avant l'opération, la malade a des crises d'hydronéphrose intermittente.

N° **18**. Hahn (*Idem*). — Femme de 23 ans. Rein droit mobile depuis 6 semaines au milieu d'un bal.

Opération le 12 novembre 1887. Guérison.

Décembre 1888. Le rein reste solide.

N° **19**. Gilmore (Deneffe, *Bull. de l'Acad. Roy. de méd. de Belgique*, 1888, t. II, n° 5, p. 388). — Suture de la capsule propre. Récidive.

N° **20**. Hahn (*Idem*). — Femme de 28 ans. Le rein droit devint mobile après un effort.

Opération, 16 mai 1888. Suture de la capsule propre.

Guérison.

En décembre, le rein est solide, mais il persiste quelques légères douleurs.

Nº **21.** Hahn (*Idem*). — Femme de 31 ans. Signes d'iléus.
Opération d'un rein trouvé mobile. Suture de la capsule propre. Mort 2 jours après.

Nº **22.** Hahn (*Idem*). — Femme de 40 ans.
Opération, 26 septembre 1888. Guérison.
Le rein reste fixé, mais les douleurs persistent.

Nº **23.** Courvoisier (d'après Sulzer). — Femme de 85 ans. Rein droit mobile.
Opération le 14 juin 1889. On arrive sur le rein et on incise sa capsule propre sur une étendue de 5 centimètres. On essaie par des sutures interrompues de fixer la substance rénale et la capsule aux bords de la plaie, ce qui réussit, mais les fils coupent le parenchyme.
Guérison par bourgeonnement. La malade sort le 20 août. Le rein reste solide.

Cette observation pourrait fort bien être rattachée à la classe suivante, car le procédé employé ici, ne se différencie que par un point de détail. La capsule propre incisée, n'a pas été détachée. On pourrait faire les mêmes remarques pour quelques-unes des observations de Hahn rapportées par Frank, et où il est parlé de la section de la capsule propre. Ce dernier auteur a donc avivé le rein sur une surface linéaire et c'est peut-être à cette disposition qu'il doit quelques-uns de ses succès.

5e Classe.

SUTURE APRÈS DÉCORTICATION DU PARENCHYME

Nº **1.** Lloyd (*Practitioner*, septembre 1887, p. 171). — Opération. La capsule propre est détachée sur une surface d'un pouce de diamètre. On traverse avec 2 forts catguts la substance rénale et les lèvres de la plaie. Gros drain sur le rein. Quelques mois après, résultat excellent ; le rein est bien fixé.

Nº **2**. Tuffier (Th. de Le Cuziat, p. 40). — Femme de 38 ans. 4 couches dont 2 gémellaires. Rein gauche mobile après une chute.

Opération, 4 décembre 1888. On détache le rein de la capsule adipeuse. A travers ses deux extrémités, on passe un gros catgut, puis on fait une boutonnière à la capsule propre au niveau du bord convexe et on détache, puis on excise la capsule propre sur toute la hauteur du rein dans une largeur de 2 cent. Le catgut supérieur est fixé au périoste de la 12ᵉ côte.

Suppuration, puis guérison.

Le 4 mars 1889, ablation d'un kyste dermoïde de l'ovaire. Le rein est bien fixé.

Nº **3**. Tuffier. *Chir. expérimentale*, p. 61. — Même procédé. Résultat trop récent.

Nº **4**. Tuffier (Opération faite dans le service de M. Guyon, à Necker, Inédite). — Homme de 48 ans. Rein mobile. Opération le 2 octobre 1889, par le même procédé.

Le rein se détache le 4ᵉ jour. Le malade sort le 28 octobre. Doit être opéré de nouveau.

Nº **5**. Tuffier (Opération faite dans le service de M. Guyon). — *Malade soupçonnée de pyonéphrose droite. Rein mobile, douloureux. Néphrorraphie. Abcès périuréthral.* — D..., Mathilde, 38 ans, cuisinière.

Maladies antérieures.

Variole à 20 ans. Diphtérie à 28 ans.

Phlegmon du ligament large à 27 ans. Dans la convalescence de ce phlegmon, elle commence à souffrir de coliques néphrétiques du côté droit. On ne trouve dans ses urines que du sable blanc ou rouge très fin. En même temps apparaît une cystite purulente bien que la malade n'ait jamais été sondée ; cette cystite dure trois semaines. Avec elle, disparaissent les douleurs rénales.

A 34 ans, métrorrhagies et nouveau phlegmon du ligament large. M. Terrier ampute le col utérin très hypertrophié. La malade sort guérie.

A 86 ans, chute où elle se fait une entorse du genou avec fracture du péroné droit pour lesquelles elle est soignée successivement à l'Hôtel-Dieu chez M. Tillaux, puis à Necker (12 juillet 1889).

Puis surviennent de nouveaux phénomènes de cystite (juillet 1888).

Depuis lors, les urines sont alternativement claires ou purulentes. La présence de pus dans les urines coïncide avec la disparition des douleurs rénales, bien qu'il n'y ait pas de débâcles purulentes bien nettes.

A l'exploration, le rein droit est très abaissé et semble gros. Le ballottement est très net. La pression du rein, douloureuse, provoque des efforts de vomissements.

Rein gauche normal.

Rien du côté du petit bassin.

Le 4 novembre 1889, M. Tuffier l'opère sous le chloroforme, après injection d'atropo-morphine.

Incision sur le bord externe de la masse sacro-lombaire. Section d'une épaisse couche graisseuse sous-cutanée. On rencontre le carré des lombes que l'on attire en dedans, et on arrive sur le rein qui est très abaissé et très mobile. On peut le palper en tous sens et arriver jusqu'au hile. Cette exploration montre que le rein est sain et seulement déplacé. Un fil de soie plate est placé très profondément dans le tissu rénal, au niveau de son extrémité inférieure. Un gros catgut est passé au-dessous, un autre au-dessus. Le catgut inférieur et la soie sont fixés aux muscles voisins, le catgut supérieur au périoste de la 12° côte.

Avant de serrer ces fils, M. Tuffier avive la substance rénale du bord convexe, sur une surface de 4 cent. de long sur 1 cent. de large, entre les points d'entrée des fils. Les fils sont serrés, un dernier catgut est placé à l'extrémité inférieure du rein. Suture des différents plans. Pas de drain.

Les jours suivants, la malade est abattue. Elle vomit, a un peu de fièvre. Violentes coliques avec diarrhée, bref, tous les symptômes d'une intoxication par le sublimé.

On la met au régime lacté absolu, avec iodure de potassium et chlorate de potasse.

La diarrhée cesse le 10 novembre, et le 14, la malade est débarrassée de ses accidents toxiques. Mais la température reste élevée, quoique la plaie soit en parfait état.

Le 17 novembre, on constate l'existence d'un abcès péri-uréthral du volume d'une grosse noix qui a décollé la paroi vésico-vaginale, et fait saillie dans le vagin.

Le 18, cet abcès s'ouvre spontanément dans l'urèthre. La température tombe à 38° et l'état général devient très satisfaisant. A cette date, le rein droit est resté fixé.

N° 6. Courvoisier (d'après Sulzer, *loc. cit.*). — Femme de 29 ans. Rein droit mobile depuis un an.

Opération, 18 juin 1887. On fend la capsule adipeuse, puis on divise la capsule fibreuse sur une étendue de 6 centim. et on la détache en partie. On fixe le rein à la plaie par 2 séries de 5 sutures, prenant tantôt seulement la capsule, tantôt pénétrant à 1/2 centimètre de profondeur dans le parenchyme.

Plaie non suturée. Quelques douleurs et vomissements au début.

Le 12° jour, sutures secondaires. En octobre, expulsion de fils de suture.

En mai 1890, bon état général.

N° 7. Courvoisier (*Idem*). — Femme de 29 ans, avec le rein droit mobile.

Opération le 30 août 1889. Procédé opératoire analogue au précédent. Suture des angles de la plaie. Tamponnement à la gaze iodoformée.

Hématuries pendant 2 jours, puis du 6° au 7° jour. A partir de la 4° semaine, pus bleu.

Guérison le 12 octobre. Depuis, état général très bon.

En avril 1890. Rein très solide, santé parfaite.

6° Classe.

OPÉRATIONS MAL DÉCRITES OU DIVERSES

N° 1. J. Greig Smith (Fixation of moveable kidney by scratching its capsule through the coin, *Lancet*, 1884, 5 july, p. 10). — Femme de 39 ans, avec un rein droit mobile.

Opération. Laparotomie. On essaie de fixer le rein aux lombes par de longues aiguilles de façon à pouvoir nouer les fils sur les muscles par une incision lombaire très petite. On échoue, car le rein déchire. On le pousse alors sur la pointe de l'aiguille introduite en arrière, de façon à l'érailler. Légère hématurie.

Guérison simple. Le rein reste fixé, mais les douleurs reviennent 6 semaines après.

N° 2. Braun (*Corr. blatt d. Aerztevereins f. Thüringen*, 1885, n° 11j.
— Opération, 24 juillet 1885. Guérison. La malade n'est pas revue.

N° 3. Schede (*Deutsche med. Woch.*, 1887, n° 23). — Néphrorraphie.
Guérison.

N° 4. Schede (*Idem*). — Femme hystérique. Pas d'amélioration.

N° 5. Schede (*Idem*). — Bon résultat, mais trop récent.

N° 6. Kummel (Hager. Wider die Nephrektomie bei Wandernieren.
Berl. klin. Woch., 1889, p. 33). — Femme de 22 ans. Néphrectomie du
rein droit déplacé en 1887. Guérison.

Le rein gauche se déplace. Lithiase.

Opération le 6 octobre 1886. Néphrorraphie.

30 octobre. Guérison de la plaie. Expulsion de calculs.

8 octobre 1888. Coliques néphrétiques qui deviennent de plus en plus
fréquentes, et qui, selon toutes probabilités, finiront par emporter la malade qui ne veut plus d'opération.

BIBLIOGRAPHIE

En dehors des ouvrages cités dans le texte et des notices bibliographiques annexées à chacune des observations que nous publions, nous croyons devoir donner une liste des principaux travaux publiés sur la néphrorraphie. Comme ces travaux sont innombrables, nous n'avons pas l'intention de les citer tous ici : nous ne donnons que les plus importants, ou ceux que nous avons consultés.

Angerer. — Beiträge zur Chirurgie der Nieren (*Munch. med. Woch.*, 28. Juli 1891, p. 525).

Agnew. — Nephrorraphy and Nephrectomy (*Med. News*, 1887, jan. 29, p. 116).

Becquet. — Essai sur la pathogénie des reins flottants (*Arch. gén. de méd.*, janvier, 1863, p. 5).

Brodeur. — *De l'intervention chirurgicale dans les affections du rein.* Th. Paris, 1886.

Le Cuziat. — *Du traitement du rein mobile douloureux*, etc. Th. Paris, 1889.

Courvoisier. — Ueber Anheftung der Wanderniere (*Corr.-Blatt für schweizer Aerzte*, n° 6, p. 184, 15 mars 1890).

Duret. — Du traitement des reins mobiles ou flottants par la néphrorraphie (*Bull. de l'Acad. royale de méd. de Belgique*, 1888, t. II, n° 5, p. 440, et *Journal des sc. méd.* Lille, 27 juillet).

Eger. — Ueber eine eigenthümliche Verbindung von Wanderniere mit Hydronephrose (*Berl. klin. Woch.*, 1876, n° 28).

V. Fischer Benzon. — *Beiträge zur Anatomie und Aetiologie der beweglichen Niere.* Dissertation. Kiel, 1887.

Fourrier. — Réflexions sur plusieurs cas de reins flottants et sur le traitement de cette affection (*Bul. gén. de thérapeutique*, 1875, p. 481).

Franck. — Ueber die bisherigen Erfahrungen auf dem Gebiete der Nephrorraphie (*Berliner klin. Woch.*, 1889, n°' 9-11).

Fritz. — Des reins flottants (*Arch. gén. méd.*, 1859, II, p. 158).

Gould. — Case of moveable kidney ; nephrorraphy (*Lancet*, 1888, II, p. 674).

Gruber. — Ueber die tiefe Lage der linken Niere (*Med. Jahrb.*, 1866).

Guyon. — Note sur 2 cas de néphrorraphie (*Bull. de l'Acad. méd.*, 19 fév. 1889).

Hager. — Wider d. Nephrektomie d. Wanderniere (*Berlin. klin. Woch.*, 1889, p. 88.

Hahn. — Operative Behandlung der beweglichen Niere durch Fixation (*Centralblatt für Chirurgie*, 1881, n° 29).

Hahn, Delhaes, Esmarch, Küster, Lauenstein. *Verhandlungen des Chirurgen congresses*, 1882 (Nephrorraphien.)

Haker. — Operative Fixirung eines beweglichen Leberlappens (*Wiener med. Woch.*, 1880, p. 485).

Hare. — Moveable Kidneys, their diagnosis and treatment (*Med. Times and Gaz.*, 1858, jan. p. 7, 85, 112).

Henoch. — Die beweg. Nieren. *Klinik der Unterleibskrankh.*, III, Berlin, 1885.

Herr. — *Die wandernde Niere*. Dissertation, Bonn, 1871.

Heydenreich. — De la néphrorraphie (*Sem. méd.*, 10 juillet 1889).

Hunter (G.). — Brief notes of case of double floating Kidneys, diagnosed during life, and verified by post mortem examination (*Edimb. med. J.*, 1879-80, 202-204).

Keen. — Néphrorraphie pour rein flottant ; guérison. *Med. News*, 10 avril 1889.

Keppler. — *Die Wanderniere und ihre chirurgische Behandlung*. Berlin, 1879.

Kholodenko. — *Néphrorraphie*. Th. Paris, 1889.

Kopf (H.). — Ein fall von ren migrans. (Behebung der konsekutiven Symptome durch Marienbad Heilquellen (*Pest. med. chir. Presse*. Budapest, 1879, XV, 471).

Frank, Küster, Landau. Les résultats de la néphrorraphie (*Berlin. klin. Woch.*, p. 38, 14 janvier 1889).

Landau. — Die *Wanderniere der Frauen*. Berlin, 1881.

Langenbuch. — *Verhandlungen des Chirurgencongresses*, 1881, p. 39. (2 Fälle von Extirpation von Wandernieren. Vorstellung eines Fallen von operativen Behandlung einer Wanderniere und Wanderleber (*Berliner klin Woch.*, n° 13 p. 289, 1er avril 1889).

.Dans une autre communication, Langenbuch relate un cas de néphrorraphie suivi de mort.

Lindner. — Ueber die Wanderniere der Frauen. Berlin, Neuwired, 1888.

Lloyd. — Practical observations on Kidney stone and on Kidney mobility. *Practitioner*, septembre 1887, n° 231, p. 171).

Mastin (W.). — Four cases of moveable Kidney (*Amer. med. Bi Weekly.*, N.-Y., 1881, XIII, 241-244).

Newman. — *Glasgow med. Journ.*, June 1884 (Nephrorraphy).

Niehans. — Zur Behandlung der Wanderniere (*Chir. Centralblatt.*, 1888, XV, 12).

Oppolzer. — Ueber bewegliche Nieren (*Wien. med. Woch.*, 1856, VI, p. 665).

Phillpson. — Case of extreme mobility of both Kidneys (*Lancet*, September 26, 1863, vol. II.

Potherat. — Traitement du rein flottant (*Rev. gén. de clin.*, n° 33, p. 523).

Richardson. — *The Boston Med. and Surg. Journ.* June 1888, XXIV, p. 593, (Néphrorraphie).

Rosenberger. — Ueber Operationen der Wanderniere. *Sitzungsbericht d. physical med. Gesellschaft* Wurzburg, 7 Juli, 1888, p. 123).

— Die intraperitoneale Anheftung der Wanderniere (*Munch. med. Woch.*, December 1888 n° 50).

Schede und Kümmel. — *Deutsche med. Woch.*, 1887, n° 23 (Nephrorraphien).

Schramm. — 2 Laparotomien hydronephrotischer Wanderniere (*Berlin klin. Woch.*, XX, 1883, n° 37).

Schütz. — Wanderniere und Magenerweiterung (*Prag. med. Woch.*, 1885, X. n° 2).

Schütze. — *Die Wanderniere, statistische Untersuchungen über deren Aetiologie*, Berlin, 1888.

Schultze. — *Ein Beitrag zur Casuistik der beweglichen Niere.* Diss. Berlin, 1887.

Schwerdtfeger. — *Ein Fall von operativer Fixation einer Wanderniere nach Hahn.* Diss. Greifswald, 1886.

Segond. — Néphrectomie pour rein flottant (*Gaz. des hôpitaux*, 1887, p. 124).

— De la néphrorraphie (*France méd.*, 21 septembre 1890).

Smith Greig. — Fixation of moveable Kidney by scratching its capsule through the loin (*Lancet*, 5 July 1884, p. 40).

Simon. — *Chirurgie der Niere.* I Theil

Stonham. — Nephrorraphy (*Lancet*, 1888, 11, 3).

Sulzer. — Ueber Wanderniere und deren Behandlung durch Nephrorraphie (*Deutsche Zeitsch. f. Chir.*, 15 Januar. 1891, p. 506).

Terrillon. — Néphrorraphie dans la région lombaire pour un rein flottant hypertrophié et très douloureux (*Bull. Ac. méd.*, 9 avril 1889).

— Rein droit déplacé et douloureux chez un homme de 57 ans. Néphrorraphie. Guérison (*Ann. des mal. des organes génito-urinaires*, 1889, n° 8).

— Rein flottant et néphrorraphie (*Bull. médic.*, 5 mars 1890 et *Bull. gén. thérapeutique*, 15 mai 1890.

Thornton. — Chirurgie des reins (*Lancet*, 30 sept. 1880).

V. Tischendorf. — Extirpation der Steinkranken Gallenblase mit gleichzeitiger Annähung der Wanderniere (*Bericht uber die Verhandlungen der deutschen Gesellschaft für Chirurgie*, XVI congress, 1887).

Tuffier. — *Etudes expérimentales sur la chirurgie du rein.* Paris, Steinheil, 1889.

— Rein flottant et néphrorraphie (*Rev. chir.* 1889, p. 952).

— Rein mobile et néphropexie (*Arch. gén. de méd.*, janvier 1890).

— La capsule adipeuse au point de vue chirurgical (*Rev. chir.*, mai 1890).

Turgard. — *Bull. méd. du Nord*, juin 1887, XXVI (Néphrorraphie).

Vanneufville. — *De la néphrorraphie.* Thèse, Paris, 1888.

Wagner. — Casuistische Beiträge zur Nieren chirurgie (*Deuts Zeitsch. f. Chir.*, 1886).

Wilcox. — A case of nephrorraphy for fixation of a floating Kidney (*Annals of Surgery*, March 1888, n° 3, p. 192).

IMPRIMERIE LEMALE ET Cie, HAVRE

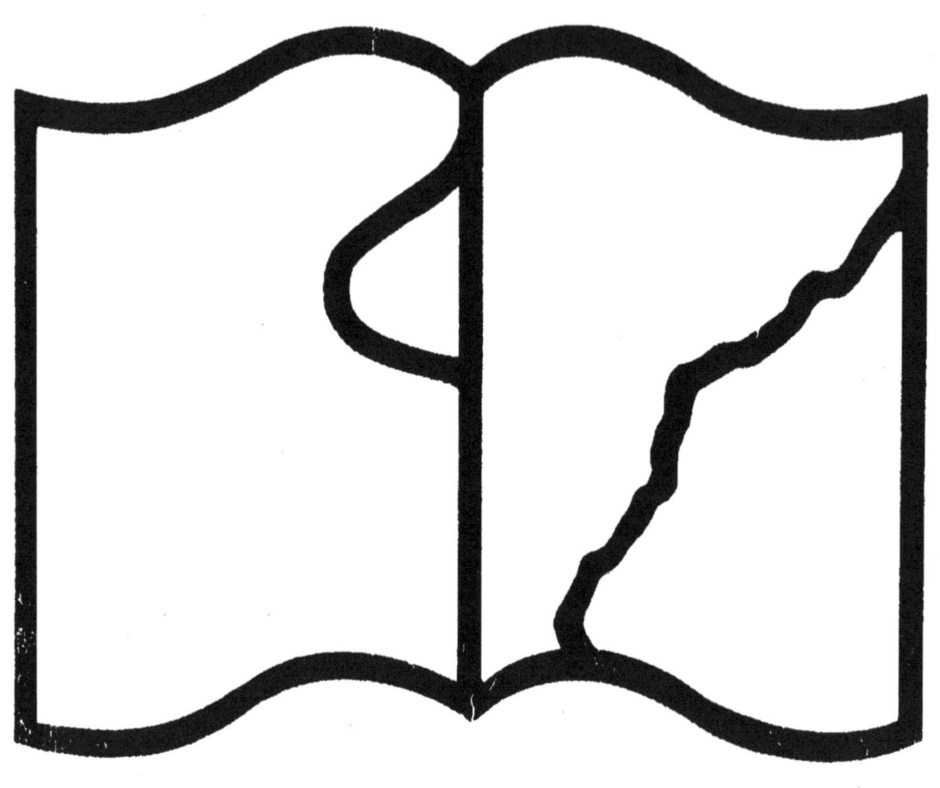

Texte détérioré — reliure défectueuse

NF Z 43-120-11

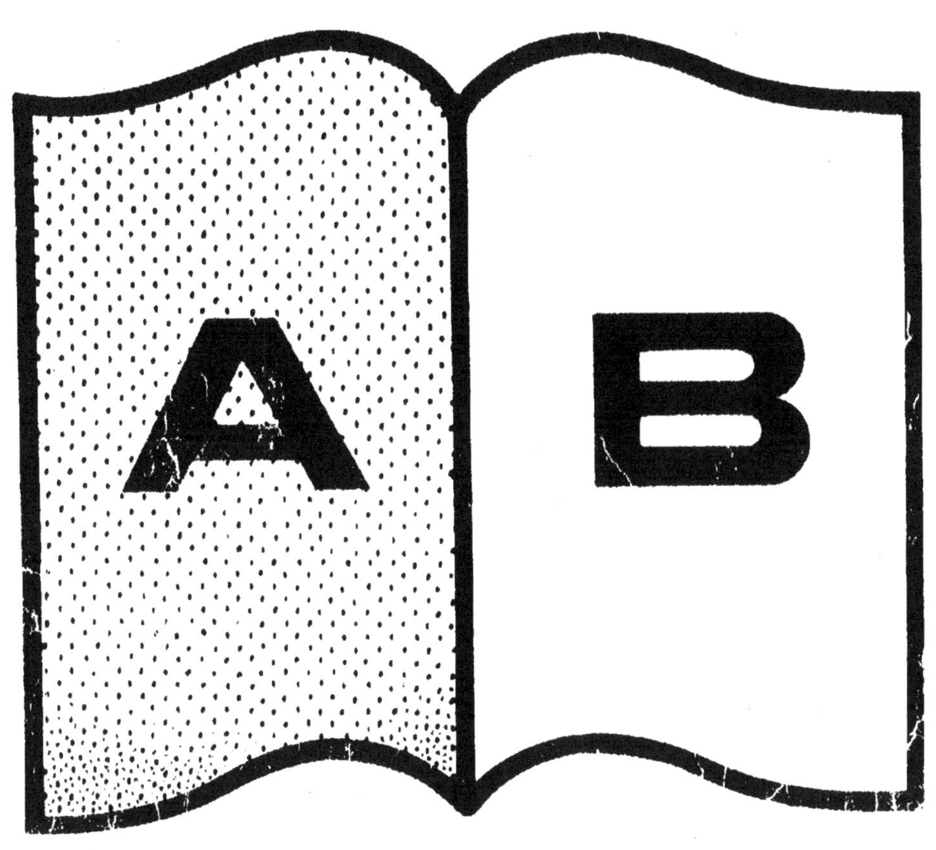

Contraste insuffisant

NF Z 43-120-14